ÉTUDE SUR LE TRAITEMENT CHIRURGICAL

DES

KYSTES HYDATIQUES DU FOIE

MÉMOIRE COURONNÉ PAR LA SOCIÉTÉ DE CHIRURGIE

(PRIX DEMARQUAY)

PAR

Le Dr V. MÉNARD

Ancien chef de Clinique chirurgicale de la Faculté
Ancien interne des Hôpitaux de Paris
Médaille d'argent de l'Assistance publique
Ancien aide d'anatomie de la Faculté

PARIS

G. STEINHEIL, ÉDITEUR

2, RUE CASIMIR-DELAVIGNE, 2

1889

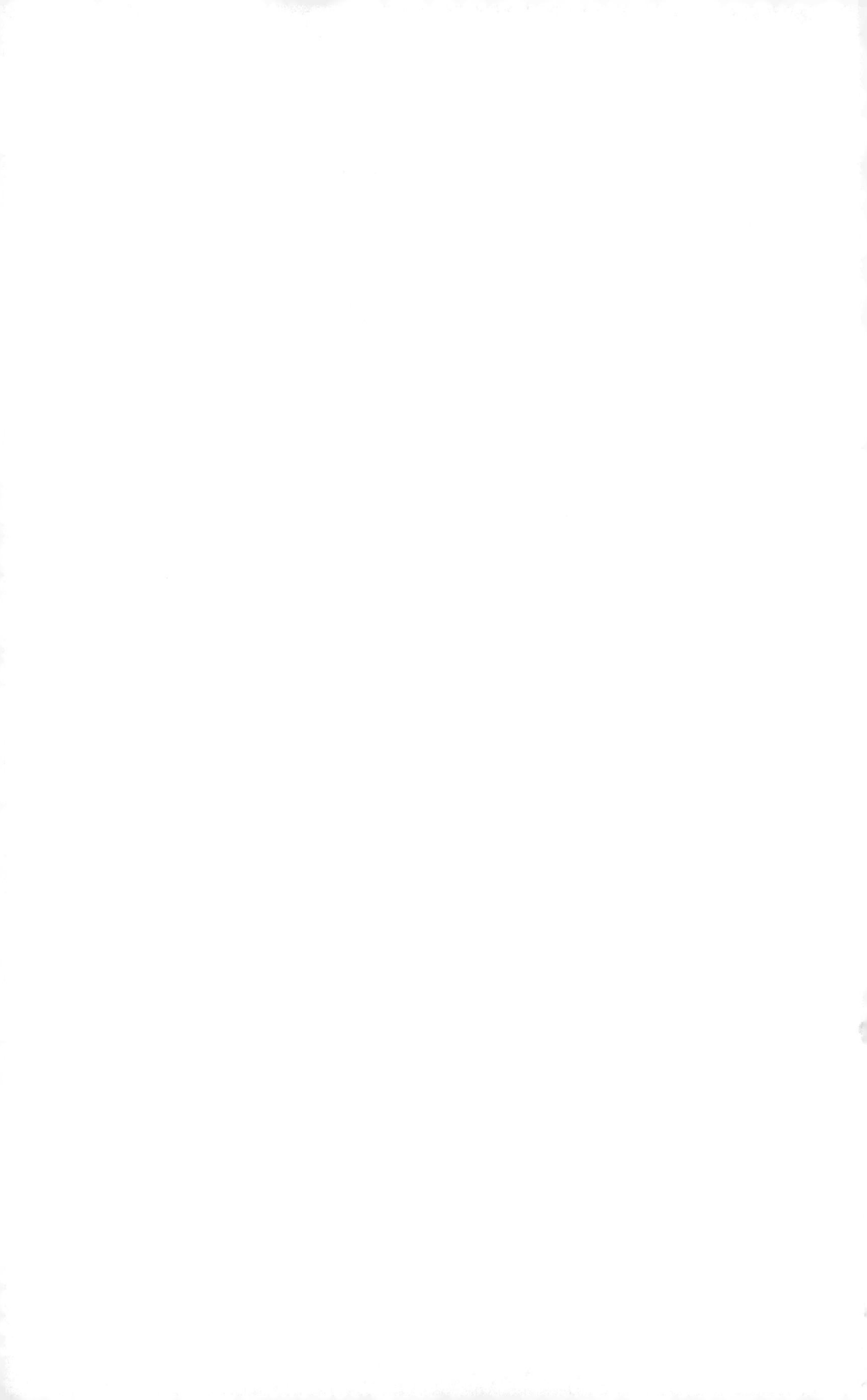

ÉTUDE SUR LE TRAITEMENT CHIRURGICAL

DES

KYSTES HYDATIQUES DU FOIE

IMPRIMERIE LEMALE ET Cie, HAVRE

ÉTUDE SUR LE TRAITEMENT CHIRURGICAL

DES

KYSTES HYDATIQUES DU FOIE

MÉMOIRE COURONNÉ PAR LA SOCIÉTÉ DE CHIRURGIE

(PRIX DEMARQUAY)

PAR

Le D' V. MÉNARD

Ancien chef de Clinique chirurgicale de la Faculté
Ancien interne des Hôpitaux de Paris
Médaille d'argent de l'Assistance publique
Ancien aide d'anatomie de la Faculté

PARIS

G. STEINHEIL, ÉDITEUR

2, RUE CASIMIR-DELAVIGNE, 2

1889

ÉTUDE SUR LE TRAITEMENT CHIRURGICAL

DES

KYSTES HYDATIQUES DU FOIE

INTRODUCTION

Le traitement chirurgical des kystes hydatiques du foie n'a pas une histoire fort ancienne. C'est en 1825 que Récamier créa son procédé d'ouverture par les caustiques. Comme on ne disposait alors d'aucun moyen thérapeutique efficace contre les hydatides du foie, l'opération nouvelle eut toute l'importance d'une révolution chirurgicale ; au reste, avec quelques perfectionnements de détail, elle fournit une assez grande proportion de succès pour rester classique pendant une période de cinquante ans.

Ce n'était pas qu'on la reconnût sans défaut. Elle ne mettait pas sûrement à l'abri de la péritonite. On lui reprocha aussi dès l'abord d'être trop douloureuse et trop lente. Pour atteindre plutôt le but, Begin, Velpeau, Jarjavay essayèrent de procéder par incision en un ou en deux temps. Mais l'application de cette autre méthode était prématurée alors qu'avec les anciens pansements l'ouverture large du péritoine était presque fatalement l'origine de complications mortelles. L'incision fut donc immédiatement abandonnée. Elle est revenue il y a quelques années après l'introduction en chirurgie des pansements antiseptiques, et elle tend à prendre une place de plus en plus large.

Le danger de la péritonite, imminent avec l'incision non aseptique, moindre mais toujours à redouter avec le procédé de Récamier, a inspiré tous les procédés de ponction ; ponction simple ou aspiratrice, ponction suivie d'un drainage au moyen de la sonde à demeure. Ces deux modes d'emploi de la ponction sont en réalité deux méthodes entièrement distinctes. La ponction simple ou aspiratrice, après laquelle on laisse le kyste fermé a pour but d'amener la mort des hydatides, la rétraction de la poche et sa transformation en une masse inerte, susceptible de se résorber plus ou moins complètement. Par la ponction suivie de drainage, on obtient l'évacuation totale du contenu. C'est un procédé d'ouverture. La ponction suivie d'occlusion de l'orifice est un procédé fermé ; le drainage est un procédé ouvert.

Pendant longtemps la préférence des chirurgiens a été partagée entre la ponction suivie d'occlusion et deux procédés d'ouverture, par les caustiques et par le gros trocart. Depuis dix ans, l'emploi des caustiques a été abandonné peu à peu ; le drainage tend à être considéré comme une ouverture insuffisante et c'est l'incision qui occupe aujourd'hui la plus large place dans la pratique.

On a cherché à modifier la vitalité des hydatides à l'aide de divers médicaments. Mais les tentatives faciles dans cette voie sont restées peu fécondes. Laënnec (1) avait été frappé de ce fait que les moutons qui paissent dans les prés salés sont exempts de kystes hydatiques et que ceux mêmes qui en sont atteints guérissent lorsqu'on les conduit dans ces pâturages. D'après cette remarque, il eut l'idée d'administrer le chlorure de sodium sous la forme de bains salés aux malades qui portaient des kystes hydatiques. Malgré quelques apparences de succès, la pratique vint bientôt démontrer que le raisonnement par induction de l'illustre médecin ne devait pas être confirmé. Le protochlorure de mercure employé par Baumes, de Montpellier (2), est tout aussi inefficace : on peut en dire autant de la teinture de kamala, malgré les quelques succès qui lui ont été attribués par Hjatelin et Bird (de Melbourne). L'iodure de potassium avait paru plus utile d'abord. Hawkins lui a rapporté quelques cas de guérison ; puis d'autres faits favorables ont été publiés par Desnos, par Jaccoud. Mais depuis que Murchison, Frerichs, Semmola, ayant eu l'occasion de ponctionner des kystes hydatiques après avoir en vain donné l'iodure de potassium, n'ont pas trouvé trace de ce sel dans le liquide retiré par le trocart, on s'est avec juste raison demandé comment ce médicament pouvait agir sur le kyste hydatique sans pénétrer dans sa cavité. On ne peut pas attendre en somme grand succès du traitement médical proprement dit, et il est inutile d'insister sur ses résultats négatifs.

Il y a peu de chose à dire également de l'emploi de quelques

<hr>

(1) LAENNEC. Mém. sur les vers vésiculaires. *Mém. de la Soc. de méd. de Paris*, 1812, p. 120 et 142.
(2) BAUMES. *Annales de médecine de Montpellier*, 1803.

agents physiques, le froid et l'électricité. Davaine indique l'action du froid comme un moyen de tuer les hydatides. Outre que son efficacité n'est pas démontrée, il serait d'une application fort difficile sur un organe profond comme le foie ; l'électricité a été proposée sous la forme de décharges et sous forme de courants continus. Thorarensen, Hilton Fagge et Cooper Foster auraient ainsi obtenu un certain nombre de cas de guérison. Mais, étant donné qu'on fait pénétrer dans le kyste les aiguilles destinées à conduire les courants, on doit se demander si l'efficacité du moyen employé, démontrée en certains cas, était due à l'action de l'électricité, ou bien simplement à celle de la piqûre agissant à la manière d'une ponction capillaire. En outre l'introduction d'une aiguille offre à peu près les mêmes dangers que celle d'un fin trocart et il est loin d'être démontré que l'électrolyse agisse aussi utilement que la ponction. Aussi l'emploi des courants est-il justement abandonné, bien qu'on l'ait encore proposé comme un complément de la ponction aspiratrice (1). On a de plus objecté à cette pratique que la production des gaz dans la cavité des kystes par l'effet de l'électrolyse pouvait n'être pas sans inconvénient. En un mot, on est encore à trouver un médicament ou un moyen physique d'une utilité éprouvée dans le traitement des kystes hydatiques, et, en ce qui concerne ceux du foie spécialement, sans réprouver l'usage de l'iodure de potassium, dans un cas où l'attente est permise, on ne doit guère compter que sur le traitement chirurgical, le seul dont il soit ici question.

Les kystes hydatiques peuvent se développer dans toutes les parties du foie, dans le lobe droit ou dans le gauche, vers le bord antérieur ou vers le postérieur, superficiellement ou dans la profondeur. Dans un certain nombre de cas, ils sont encore recouverts par une couche de tissu hépatique plus ou moins épaisse au moment de l'intervention chirurgicale. Mais lorsqu'ils ont atteint un volume considérable, la couche de tissu du foie qui les recouvre s'atrophie peu à peu et finit plus ou moins tôt par disparaître complètement. Le chirurgien rencontrera donc la cavité kystique à une profondeur variable.

Mais il est une autre distinction de siège plus importante à établir au point de vue opératoire : Tantôt la tumeur se développe de haut en bas, du côté de l'abdomen, tantôt elle se porte en haut et surtout en haut et en arrière vers le thorax.

Toutes les méthodes générales que nous examinerons d'abord

____

(1) *Soc. pour l'avancement des sciences.* Cong. de Grenoble, 1885.

s'adressent aux kystes qui peuvent être abordés par la paroi abdominale. Ensuite nous étudierons les méthodes applicables aux kystes qu'on ne peut atteindre qu'à travers la paroi costale, soit en arrière, soit en avant, que ces kystes d'ailleurs restent sous-diaphragmatiques ou qu'ils soient ouverts dans la plèvre ou dans le poumon.

**Des procédés opératoires applicables aux kystes hydatiques
du foie saillants sous la paroi abdominale.**

I. — DE L'OUVERTURE PAR LES CAUSTIQUES. — PROCÉDÉ DE RÉCAMIER

Bien que ce procédé soit disparu à peu près complètement de la
pratique, il mérite une mention; c'est lui qui a marqué le point de
départ du traitement chirurgical des kystes hépatiques. Il a été, dès
son origine, clairement conçu et sûrement exécuté ; les résultats
qu'il a fournis ont été si satisfaisants qu'il a gardé jusqu'à ses dernières années des défenseurs convaincus. Le meilleur moyen de rappeler en quoi il consistait tout d'abord est de citer deux faits de
Récamier lui-même.

Obs. I. — Damange, âgé de 20 ans, entré à l'Hôtel-Dieu, le
3 mai 1827, à la suite d'une chute faite le 27 avril précédent, porte
une tumeur de l'hypochondre droit, obscurément fluctuante et douloureuse, surtout depuis l'accident.

Le 15 mai, « afin de s'assurer de la nature de la tumeur, on y fait
une ponction avec un trocart très fin dans le point où la fluctuation
paraît le moins douteuse. Une ventouse est appliquée sur la canule et
quelques gouttes d'un liquide fort limpide s'écoulent ». Pas d'accidents consécutifs. Le lendemain, application d'un large morceau de
caustique sur le point le plus saillant de la tumeur ; le lendemain,
incision de l'eschare au centre de laquelle on insinue un nouveau
morceau de potasse...

Le 19 mai, chute de l'eschare, ouverture spontanée de la tumeur...
Trois bassins, chacun de la capacité de deux litres, furent remplis à
l'instant. Les trois jours suivants un nombre considérable d'hydatides
continuent à sortir. Pas de fièvre, bon état général. Lavage à l'eau
d'orge, puis comme l'écoulement est fétide on lui substitue l'eau salée
puis le chlorure de chaux.

Trois semaines après l'ouverture, il ne pénétrait que quatre onces
de liquide dans la poche... Au bout d'un mois et demi, il ne reste
qu'une ouverture fistuleuse ». Puis on découvre que cette fistule
communique avec l'estomac, car elle laisse sortir des épinards
et autres herbes. Le malade sort le 30 juillet. Il restait une fistule
fort étroite qui marchait rapidement vers la guérison (1).

(1) L. MARTINET. Clinique méd. de l'Hôtel-Dieu, 1827. *Revue médicale*,
t. III, p. 336, 1827.

Obs. II. — Marion, 33 ans, porte une tumeur de l'épigastre depuis quatre ans. Cette tumeur est mate et fluctuante. Elle devient douloureuse pendant le séjour à l'hôpital, le malade a une légère fièvre qui réclame l'application de sangsues, de cataplasmes, etc...

Le 27 juin 1827, application de potasse caustique à un pouce et demi au-dessous de l'appendice xiphoïde.

Le 29, nouvelle application : malaise général, tension de l'abdomen, pouls accéléré.

Le 7 juillet, ouverture par incision longitudinale du kyste. Issue d'une pinte de liquide limpide. Les jours suivants fièvre, ventre tendu, très douloureux pendant longtemps.

Le 5 août, élargissement de l'ouverture qui tend à se rétrécir, issue de gaz fétides et de sérosité purulente. Les accidents se calment deux jours après.

« Quinze jours plus tard, le malade sortit complètement guéri » (1).

Le traitement de Récamier comprend donc les temps suivants :

1° Une ponction exploratrice faite avec un trocart capillaire. Cette ponction a pour but de fixer le diagnostic. Il n'en est pas question dans la deuxième observation, où le diagnostic paraît certain sans elle.

Récamier a l'idée de l'aspiration ; la ventouse dont il recouvre la canule du trocart en est l'application rudimentaire.

Dans une autre observation, sur laquelle nous reviendrons, la ponction exploratrice fut suivie d'une guérison définitive.

Le trocart devait être « très fin, assez fin pour que, faisant une ponction sur une anse intestinale interposée, il ne sortît pas de liquide dans le péritoine » (2).

2° L'application d'un caustique sur le point saillant et fluctuant de la tumeur. Récamier se servait de la potasse caustique. Il faisait une première application, puis deux ou trois jours plus tard, il fendait l'eschare au bistouri et appliquait de nouveau de la potasse. Dans la première observation relatée, l'ouverture spontanée se fait en quatre jours, ce qui est relativement très rapide. Dans l'autre observation, l'ouverture est faite au bistouri, à travers l'eschare, dix jours après la première application de caustique. On verra que la lenteur du procédé, l'un de ses grands inconvénients, sera considérablement augmentée entre les mains de la plupart des successeurs de Récamier.

3° Des injections avec des liquides tantôt émollients, tantôt désinfectants, eau d'orge, eau salée, décoction de quinquina, solution de chlorure de chaux.

(1) Debouis. Th. de Paris, 1828, n° 263.
(2) Debouis. *Ibid.*

4° Récamier donnait en même temps l'opium à l'intérieur.

Tel était le procédé de Récamier, tel qu'il l'appliquait lui-même. Les cas qui lui appartiennent ne sont pas assez nombreux pour former une véritable statistique. La thèse de Debouis, 1828, contient trois observations dont deux suivies de guérison. Dans la troisième la mort fut causée par des accidents nerveux, « qualifiés de tétaniques ».

Par l'application des caustiques, Récamier avait la prétention de déterminer la formation d'adhérences péritonéales avant d'entamer le foie ou le kyste, de produire ces adhérences par une inflammation limitée, sans danger de péritonite étendue. Cette propriété était invoquée pour rassurer les praticiens contre la crainte qu'inspirait alors à juste titre l'ouverture du péritoine, par quelque procédé qu'elle fût faite. La prétention était-elle justifiée ?

Cruveilhier avait accueilli le fait avec défiance et avait cru devoir s'élever fortement contre cette pratique qui devait exposer le malade à des péritonites, résultant de la cautérisation. Néanmoins deux expériences faites sur des lapins, chez l'un desquels il appliqua une quantité de potasse telle que l'intestin fut ouvert, lui prouvèrent que l'inflammation est le plus souvent parfaitement circonscrite et bornée au point cautérisé. Cette expérience sur des lapins, malgré son importance réelle, n'était pas de nature à porter la conviction dans l'esprit au point de rassurer les chirurgiens contre la crainte de la péritonite. Aussi le débat sur cette question est-il toujours resté ouvert et encore aujourd'hui, le défaut complet, l'étendue insuffisante, le manque de solidité des adhérences constituent les objections principales opposées à l'emploi des caustiques. En tout cas, on ne devient certain de la production des adhérences que lorsque l'action des caustiques est portée jusqu'au contact, ou tout au moins jusqu'au voisinage immédiat du péritoine. Leur production est au contraire très problématique dans les cas où, après avoir creusé la paroi abdominale jusqu'à une certaine profondeur à l'aide de la cautérisation, on termine l'ouverture par une ponction ou par une incision. C'est alors surtout que le doute est permis. Ces procédés mixtes qui commencent par les caustiques et qui se terminent par l'incision ou la ponction avant qu'on ne soit arrivé sur le kyste lui-même, n'ont jamais été d'une pratique sûre. Il est impossible, quoi qu'on ait dit, de reconnaître à l'avance, si une cautérisation de la paroi abdominale, qui n'est pas arrivée jusqu'au péritoine, a déterminé des adhérences de cette séreuse. Si donc on emploie les caustiques qui ont la prétention de produire une inflammation adhésive limitée au péritoine, qu'on porte leur action jusqu'à la surface du foie. Autrement la méthode devient irrationnelle. La cautérisation n'ayant plus qu'un effet très incertain, perd son indication ; il faut la rejeter.

Modifications apportées au procédé Récamier.

Ces modifications ont porté sur deux points principaux : 1° sur le choix du caustique employé ; 2° sur les moyens d'abréger la durée de l'opération.

« La potasse caustique (pierre à cautère) donne une eschare « molle noirâtre, dont l'étendue est double de celle du caustique ; « elle peut être plus considérable encore, si l'on ne s'oppose à la « diffusion de la potasse. La cautérisation est lente à se produire « (plusieurs heures), elle s'étend à une profondeur variable pro- « portionnée au volume du fragment de potasse employé. (Monod « et Trélat. *Dict. enc.*, Cautérisation.)

Cette diffusibilité de la potasse rendait son emploi difficile et exigeait des précautions spéciales pour éviter les accidents. Aussi tous les chirurgiens, presque sans exception, ont-ils préféré la pâte de Vienne (potasse et chaux) qui doit à la chaux son action plus limitée, plus profonde et plus rapide. La chaux entretient la causticité et s'oppose à l'hydratation trop facile de la potasse. Les successeurs de Récamier se sont donc servi du caustique de Vienne ou encore de la pâte de Canquoin (amidon et chlorure de zinc).

La seconde modification consiste à renoncer à l'emploi des caustiques quand on croit que les adhérences sont suffisantes (nous nous sommes expliqué sur ce point) et à terminer l'ouverture rapidement.

Dolbeau (1) employait d'abord la pâte de Vienne, puis incisait le kyste au bistouri, comme nous avons vu d'ailleurs que Récamier le faisait déjà. Leudet (2) suivait la même pratique ; dans ses observations les applications caustiques ont exigé 16 jours, 20 jours, 47 jours.

M. le professeur Richet (3) sur une malade qui avait été déjà deux fois ponctionnée, sans résultat utile, pratiqua :

1° Une application de pâte de Vienne, le 10 novembre 1871.

2° Une application de pâte de Canquoin le 29 novembre ; une autre le 27.

(1) DOLBEAU. Thèse de doctorat. Paris, 1856.
(2) LEUDET. *Archives générales de médecine*, 1860.
(3) RICHET. *Gazette des hôpitaux*, 1872, p. 369.

3° Une ponction capillaire, le 2 décembre, dans le but de reconnaître l'épaisseur de la paroi à traverser ; elle était de 7 ou 8 centimètres. Quelques accidents péritonéaux suivent cette exploration.

4° Le 9 décembre, un gros trocart est enfoncé dans le kyste et remplacé le lendemain ou le surlendemain par une sonde en gomme.

L'exécution de ces différents temps avait, on le voit, duré un mois.

Demarquay (1) fait une longue incision, de 7 ou 8 centimètres, puis applique dans la plaie du caustique au chlorure de zinc, huit fois en deux mois. Ensuite il fait une ponction avec un trocart ; enfin il incise le kyste et fait des injections de teinture d'iode. La guérison est ensuite obtenue en quatre mois.

M. Tillaux (2) avait conservé jusqu'à ces dernières années dans sa pratique l'ouverture par les caustiques, comme on le voit par le compte rendu sommaire du traitement employé dans trois observations :

1re *observation*. — 1° Deux ponctions.

2° Cinq applications successives de pâte de Vienne du 10 au 19 novembre 1877.

3° Le 21 novembre, flèches de Canquoin, enfoncées à travers les tissus jusque dans le foie ; ouverture spontanée quelques jours après. Sortie le 12 avril.

2e *observation*. — 1° Le 1er avril 1878, ponction exploratrice qui donne issue à un liquide puriforme.

2° Du 5 avril au 15 mai 1878, sept applications de pâte de Vienne.

3° Le 25 mai, flèches de Canquoin ; le 29, l'écoulement du contenu kystique commence ; lavages. Sortie le 14 juillet avec amélioration. Guérison en novembre.

3e *observation*. — 1° Ponction exploratrice.

2° Du 9 au 17 avril 1880, quatre applications de pâte de Vienne.

3° Le 17 avril, flèches de Canquoin. Ouverture quelques jours plus tard.

Le malade est en voie de guérison le 15 mai.

Les chirurgiens qui ont employé le procédé de Récamier ont augmenté plutôt que diminué la durée du temps nécessaire à l'ouverture.

Les observations de Récamier indiquent 3 jours (1re obs.),

(1) DEMARQUAY. *Gazette des hôpitaux*, 1873, p. 617.
(2) CREYX. Thèse de Paris, 1881.

10 jours (2ᵉ obs.) ; dans celle de Leudet (1860), on voit 16, 20 et
47 jours ; dans celle du Prof. Richet (1872), 19 jours ; dans celle
de Demarquay (1873), 2 mois ; dans celles de M. Tillaux, 12, 24
et 12 jours.

A part la préférence accordée, à juste titre, à la pâte de Vienne
et au caustique de Canquoin, dont l'action est mieux limitée et qui
par suite donnent un résultat plus précis, plus sûr, la méthode pri-
mitive n'a pas subi de modification radicale. L'emploi seul du trocart (Richet) tend à constituer un procédé mixte ; il a l'inconvénient
de ne fournir qu'un orifice étroit.

La méthode de Récamier avait le mérite de la simplicité. Elle
n'exige ni instrumentation spéciale, ni habileté opératoire excep-
tionnelle ; elle est à la portée du praticien ordinaire comme à celle
du chirurgien exercé. On obtient une ouverture relativement large ;
ce qui permet l'évacuation rapide du liquide kystique et des hydatides, et de larges lavages avec des liquides désinfectants. Tous ces
avantages, Récamier déjà les avait obtenus.

Les principaux inconvénients des caustiques sont dans la lenteur
de leur action, dans la douleur prolongée de leur application. La
méthode est absolument inapplicable aux cas dans lesquels il est
urgent d'agir vite. Dans un grand nombre d'observations le chirurgien s'est vu obligé de renoncer à la cautérisation lente, et de
recourir à un procédé expéditif. La première partie du traitement
était alors devenue pour le moins inutile.

Sur 20 observations, réunies dans la thèse de Marius (1), l'ouverture se fait huit fois par la cautérisation seule, 12 fois par l'intervention du bistouri ou du trocart. On peut se demander dans
ces derniers cas, si les caustiques ont été d'une grande utilité et
s'il n'aurait pas autant valu commencer le traitement par où on l'a
terminé.

Enfin comme la production des adhérences n'est en aucun cas
certaine, le moment de l'ouverture reste toujours fort inquiétant.
Il est impossible du reste de prévoir, ni de constater à l'avance le
degré de sécurité dans lequel on se trouve. Y-a-il des adhérences ?
S'il y en a, sont-elles assez larges, assez solides pour fermer le péritoine à l'écoulement du liquide kystique et de la suppuration ? Il
est impossible de répondre à ces questions.

Le procédé est aveugle. La péritonite peut survenir soit par
défaut d'inflammation adhésive, soit par l'inflammation quelquefois
excessive, produite par les caustiques eux-mêmes.

(1) MARIUS. Thèse de Paris, 1866.

Les principales complications qui peuvent survenir, sont la péritonite, la suppuration fétide du kyste et l'infection putride. La première tient au défaut où à l'insuffisance des adhérences ; les deux dernières seraient évitées par des lavages antiseptiques suffisants.

Il n'y a pas lieu de s'étendre sur les statistiques publiées. A côté de Harley qui sur 10 cas indique 2 guérisons, 4 morts, 4 non guéris, on trouve d'autres séries où il n'y que des succès (thèse de Creyx). La vérité est entre ces deux extrêmes, mais il n'y a plus d'intérêt à discuter les résultats, la méthode étant aujourd'hui à peu près complètement abandonnée.

II. — DE LA PONCTION

La ponction d'un kyste du foie avec le trocart peut avoir un double but : elle sert à établir le diagnostic et, du même coup, elle peut amener la guérison. Si on peut distinguer théoriquement la ponction exploratrice et la ponction curative, il n'y a pratiquement qu'une seule opération, qui est à double effet. Tout en déterminant la nature de la tumeur au sujet de laquelle on gardait de l'incertitude, on doit rechercher un résultat thérapeutique et savoir attendre ce résultat avant de recourir à une autre méthode, s'il n'y a pas urgence d'agir promptement.

La ponction exploratrice proprement dite, faite exclusivement dans le but d'établir le diagnostic, était déjà pratiquée par Récamier, lorsqu'il restait quelque doute sur la nature du mal. La ponction était ainsi un temps éventuel de sa méthode. Personne ne conteste aujourd'hui l'utilité et même la nécessité de cette pratique, quelle que soit d'ailleurs la méthode de traitement préférée par le chirurgien.

Mais si, en raison des autres caractères cliniques de la tumeur, le diagnostic paraît évident, faut-il encore et quand même faire une ponction quel que soit le cas. Nous ne pensons pas que la règle soit absolue, et nous verrons plus tard quelles exceptions il convient de faire, quand nous traiterons de la méthode des incisions.

Manuel opératoire de la ponction exploratrice. — On choisit naturellement, pour la pratiquer, le point le plus saillant et le plus fluctuant de la tumeur.

Récamier (1) exposait déjà combien il était nécessaire de se servir d'un trocart très fin, qui pût traverser l'intestin sans pro-

(1) DEBOUIS. Thèse citée.

duire d'épanchement. Ce point est resté acquis, non seulement pour épargner l'intestin, mais pour que l'orifice pratiqué dans le kyste se ferme par le seul retrait élastique de la paroi.

Autrefois la ponction se faisait avec un simple trocart. Quelques essais d'aspiration avaient été faits avec une ventouse (Récamier), avec une pompe-seringue (Budd). Mais c'est seulement depuis les travaux de Dieulafoy (1) que l'usage des aspirateurs est entré dans la pratique. On reconnaît généralement, en France du moins, que l'opération gagne en innocuité et en efficacité grâce au secours de l'aspiration. Il est difficile de comprendre comment Murchison peut accuser l'aspiration d'être spécialement douloureuse ou de provoquer un écoulement sanguin. Il faut que cet auteur ait été mal servi par les observations pour porter un pareil jugement (2).

En second lieu quelle quantité de liquide convient-il d'extraire? Faut-il se contenter de faire sortir quelques grammes de liquide, la quantité nécessaire pour que le diagnostic soit posé, ou bien faut-il vider autant que possible la cavité kystique. Moissenet, en 1859 (3), à la suite d'une opération malheureuse dans laquelle l'extraction d'une très petite quantité de liquide par le trocart avait été suivie d'une péritonite mortelle, montra qu'il y avait tout avantage à retirer une quantité notable du liquide contenu. La poche vidée, perd une partie de sa tension élastique et il est dès lors moins à craindre que le liquide kystique soit projeté dans le péritoine par l'orifice du trocart. De plus les chances curatives d'une large évacuation sont, sans doute, plus grandes.

La ponction exploratrice doit, en tout cas, être accompagnée d'un certain nombre de précautions minutieuses qui seront exposées un peu plus loin. Bien qu'il s'agisse d'une intervention généralement innocente, on ne doit jamais oublier que parfois la péritonite en a été la suite inattendue.

Ponction simple.

Les auteurs ont jusqu'ici rangé sous deux titres distincts, en deux chapitres différents, les cas traités par la ponction simple, faite tout simplement à l'aide du trocart ordinaire, et ceux dans lesquels on

---

(1) DIEULAFOY. *Gazette des hôpitaux*, 1872.

(2) MURCHISON. *Leç. cliniques sur les maladies du foie*, traduction de CYR, p. 73.

(3) MOISSENET. *Archives générales de médecine*, 1859.

s'est servi des appareils aspirateurs de Dieulafoy ou de Potain.
Dans tous ces faits cependant l'opération produit un résultat iden-
tique ; elle soustrait une certaine quantité de liquide au kyste, et ce
n'est que par suite du changement, imprimé par cette évacuation
instantanée à la vitalité du kyste, que la guérison s'effectue. Il n'y
a pas entre les deux procédés une différence radicale qui permette
de leur consacrer deux chapitres à part. Leur mode d'action est le
même et leurs résultats sont analogues. L'aspiration et un perfectionnement apporté à la ponction, mais ce n'est toujours qu'une ponction qu'on pratique. Les appareils de Dieulafoy et de Potain permettent de se servir d'un trocart plus fin, ils permettent de faire
une évacuation plus complète et cela sans aucune pression, sans
aucune manipulation exercée sur le ventre du malade. La ponction
devient donc plus efficace, plus innocente, en un mot plus parfaite.
Ce n'est que pour nous conformer à un usage établi que nous dis-
tinguons l'étude de la ponction simple de l'étude de la ponction
aspiratrice.

Les exemples de guérison de kystes hydatiques du foie par la
ponction ne sont rien moins que récents. L'observation suivante de
Récamier le démontre :

Une jeune femme portait depuis plusieurs années une tumeur
dans l'hypochondre droit, laquelle s'étendait jusqu'à la ligne médiane et faisait saillie à l'extérieur ; cette tumeur était arrondie,
dure, immobile et ne développait pas de douleur par la pression.
Récamier (1), ayant reconnu la fluctuation, la regarda comme
dépendant d'une hydropisie enkystée du foie et se décida à pratiquer une ponction. A cet effet, il enfonça dans la partie déclive un
trocart très fin qui donna issue à un liquide aqueux et limpide.
Cette opération fut suivie d'un plein succès. Tous les accidents
qui avaient été la suite du développement de l'abdomen se dissipè-
rent et la malade sortit complètement guérie (2).

Déjà auparavant Hawkins et Brodie (1822) avaient obtenu des
succès semblables. Brodie pratiqua, à St-George's Hospital, sur un
enfant de 12 ans, qui portait une tumeur considérable à l'hypochondre droit, une ponction simple avec un trocart plat. Il retira
une pinte de liquide limpide et non coagulable. Le malade quitta
l'hôpital « parfaitement guéri ». Dans le deuxième cas, trois pintes d'un liquide semblable furent extraites, et la guérison, obtenue
sans aucun accident, persistait au bout de six ans.

(1) RÉCAMIER. *Rev. méd.*, 1825, t. I, p. 28.
(2) *Med. chir. transactions*, t. XVIII, p. 119.

M.

2

William Travers Cox (1) put faire l'autopsie d'un malade qui avait été guéri trois ans auparavant d'un kyste hydatique du foie. La ponction avait extrait 21 pintes de liquide bilieux. A l'autopsie le kyste était réduit à une cavité quatre fois grosse comme la vésicule biliaire. Ce cas a cela de particulier qu'il avait été pris pour une énorme ascite.

Un malade à qui Robert avait pratiqué une ponction exploratrice dans un kyste du foie en vue d'appliquer ensuite la méthode de Récamier et qui sortit de l'hôpital par crainte du choléra, se présenta un an après complètement guéri et cette guérison fut constatée de nouveau quelques années plus tard.

D'autres faits appartenant à Boinet (2 cas), à Demarquay, à Goupil, à Despretz, à Frerichs, à Langenbeck montrent autant de guérisons après la ponction. Murchison donne une statistique dans laquelle on trouve 80 cas de guérison après une, deux ou trois ponctions.

Une distinction élémentaire, négligée cependant par quelques auteurs, doit être maintenue rigoureusement. La méthode des ponctions ne doit escompter comme succès que les cas de guérison sans ouverture extérieure permanente. Les kystes qui ont suppuré et pour lesquels l'incision ou une sonde à demeure sont devenus nécessaires sont autant de cas non guéris, puisqu'il a fallu recourir à une autre méthode.

Murchison en Angleterre est partisan déterminé des ponctions, sa statistique contient 13 cas qui lui sont personnels. Ils se décomposent ainsi : 10 guérisons par ponction simple, dont 8 après une seule ponction, 2 après deux ponctions ; 1 guérison après suppuration et ouverture extérieure ; 2 morts, qui ne sont dues ni l'une ni l'autre directement à la ponction. Sa statistique générale de compilation comprend : 80 guérisons après une, deux ou trois ponctions simples ; 16 guérisons dans lesquelles la ponction a été suivie de suppuration ; ce qui a nécessité l'ouverture libre et permanente ; enfin 7 morts, dont quatre et même cinq sont indépendantes de l'opération.

Rappelons que Murchison préfère la ponction simple avec un trocart capillaire, ou la ponction aspiratrice (2). « En Australie, dit le même auteur, où la maladie est très fréquente, la ponction à l'aide du trocart fin est la méthode généralement adoptée. »

---

(1) W. T. Cox. *Med. chir. review*, et *Gaz. méd.* de Paris, 1838, in DAVAINE, *loc. cit.* p. 601.

(2) MURCHISON. *Lec. clin. sur les mal. du foie.* Traduction de CYR. p. 78.

Le docteur Mac Gillivray entre autres a cru montrer sa supériorité sur celle qui consiste à faire une ouverture large et permanente. Il a lui-même employé le traitement en question chez
28 malades atteints d'hydatides du foie, sur lesquels 24 se rétablirent très bien quoique chez 6 d'entre eux la poche fût suppurée ;
quatre de ces malades moururent ; mais chez trois d'entre eux
l'opération n'avait été pratiquée qu'à titre de palliatif, car les
malades étaient déjà affectés d'autres maladies dont ils moururent.

Dans le 4ᵉ cas, le malade mourut malgré une large ouverture.

Il s'en faut de beaucoup que toutes les statistiques soient aussi
favorables. Voici par exemple celle de Harley relative à la ponction
simple :

$$34 \text{ cas} \left\{ \begin{array}{l} 11 \text{ guéris.} \\ 13 \text{ non guéris.} \\ 10 \text{ morts.} \end{array} \right.$$

Cet auteur considère une seule ponction comme tout à fait insuffisante dans la majorité des cas, et il pense qu'elle ne peut être efficace que quand la tumeur est de petit volume.

Nous sommes portés à croire qu'il conviendrait de prendre un
moyen terme entre ces deux statistiques l'une exceptionnellement
heureuse, l'autre défavorable.

Ponction aspiratrice.

Le mémoire de Dieulafoy (1) sur la ponction aspiratrice appliquée au traitement des kystes hydatiques du foie eut un grand
retentissement, et c'est à lui qu'est due la vulgarisation de la pratique des ponctions en France. Les quelques traits historiques que
nous avons cru devoir rappeler montrent assez que Dieulafoy
n'inventait pas à proprement parler une méthode nouvelle du
traitement, mais il modifiait le procédé de la ponction d'une manière assez importante pour que son nom soit justement donné à
l'opération sinon à la méthode.

L'aspiration n'est pas moins utile au diagnostic qu'au traitement.
« On enfonce lentement cette aiguille qui porte le vide avec elle, dit
Dieulafoy, et c'est le vide à la main qu'on avance dans les tissus à
la recherche de la collection liquide. On peut ainsi pénétrer à trois,
cinq, dix centimètres de profondeur et même davantage et au

(1) DIEULAFOY, *Gazette des hôpitaux*, 1872.

moment où cette aiguille aspiratrice rencontre le liquide, on voit celui-ci se précipiter dans le corps de pompe et le diagnostic s'inscrit à l'insu de l'opérateur. »

Ce n'est pas le moment d'insister ici sur l'importance de cette application de l'appareil aspirateur à la localisation exacte de la collection. Contentons-nous de dire que le procédé de Dieulafoy rend à la fois extrêmement facile et relativement très inoffensive la ponction capillaire qui auparavant occasionnait plus souvent des complications graves.

Examinons maintenant les résultats obtenus par Dieulafoy lui-même. Son mémoire (1) contenait 7 observations qui présentaient les résultats suivants : trois cas (obs. I, V, VI) avec guérison après une seule aspiration ; trois cas guéris après plusieurs aspirations (obs. II, 2 ponctions, urticaire ; obs. III, sept ponctions ; obs IV, trois ponctions) ; un cas dans lequel la suppuration survint : un nombre indéfini d'aspirations, plusieurs centaines, furent faites sans amener la guérison, il fallut après des accidents complexes en venir à la sonde à demeure (obs. VII).

Les six premières observations ont été remarquées en France et le procédé de Dieulafoy est entré dans la pratique courante d'un grand nombre de médecins. Mais c'est surtout l'observation VII qui est le plus souvent rappelée à cause du nombre considérable de ponctions. En voici le résumé :

Une femme de 43 ans, portant depuis cinq ans un très gros kyste du foie, descendant jusqu'à la fosse iliaque était entrée à l'hôpital Beaujon dans le service d'Axenfeld. Elle fut confiée aux soins de M. Dieulafoy qui pratiqua sur elle « plusieurs centaines d'aspirations ».

A la quatrième ponction, le liquide était déjà franchement purulent.

Voici d'ailleurs la série de ces innombrables ponctions ;

Le 11 juillet 1871, une ponction, 480 gr. de liquide, urticaire qui dure trois jours.

Le 7 août, Aspiration 700 gr. de liquide.

Le 14. Aspiration, 600 gr. de liquide limpide.

Le 3 septembre. Aspiration, 45 gr. de liquide purulent, d'odeur sulfurée.

Le 5. Aspiration, 800 gr. de pus.

Le 11. Aspiration, 350 gr. de pus, la malade se lève.

Le 16. Aspiration, 300 gr. de pus épais odeur très prononcée.

Le 21. 200 gr. de pus.

Le 23. 100 gr. de pus. Ici se place une série d'accidents, phlegmon de la paroi abdominale, signes de pleurésie.

(1) DIEULAFOY. *Gaz. des hôp.*, 1872.

Le 3 octobre. Ponction dans le 6ᵉ espace intercostal, 900 gr. de liquide limpide. Ponction en avant, 150 grammes de pus.

Jusqu'au 1ᵉʳ novembre, on fait quatre ou cinq aspirations par semaine sur la collection hépatique.

A partir de ce moment, on pratique tous les jours des aspirations multiples « comme on pratique chez certaines personnes des piqûres avec la seringue de Pravaz ». Souvent l'aiguille (n° 2 ou n° 3 de Dieulafoy) pénétrait à 5 ou 6 centimètres de profondeur.

Le 1ᵉʳ décembre pneumo-thorax limité.

Le 1ᵉʳ janvier. Les aiguilles s'oblitérant à chaque instant, on place à demeure une sonde en gutta-percha de dix centimètres de long et de cinq millimètres de diamètre. Tous les matins on applique l'aspirateur sur cette sonde et on fait des lavages d'eau alcoolisée.

Le 2 février. Pus fétide, frissons, symptômes initiaux d'infection purulente, mais la malade a ses règles sous forme d'hémoptysies, puis les accidents se calment.

Le 28 février. Le kyste ne contient plus que 60 grammes de liquide.

En avril, la malade sort améliorée. Plus tard, la malade marche sans fatigue. Elle se lève, s'occupe de son ménage, mais l'amélioration marche lentement (1).

Malgré cette observation dont le traitement est si long et surtout si laborieux, la série des cas publiés par Dieulafoy doit être considérée comme très heureuse. Le dernier fait, celui que nous reproduisons, ne peut signifier autre chose que l'impuissance des ponctions, même avec aspiration, quand la collection est suppurée. Ce serait tenir une conduite irrationnelle que d'imiter cette patience persistante à épuiser la source de la suppuration, quand on dispose de moyens infiniment plus simples et plus sûrs. C'est du reste ce que reconnaît maintenant Dieulafoy lui-même (2).

Degoix (3) a réuni dans sa thèse un certain nombre d'observations de kystes hydatiques du foie traités par la méthode de Dieulafoy. Voici les résultats de sa statistique.

1° Guérison après une seule ponction aspiratrice, 15 cas.

2° Guérison après plusieurs ponctions sans suppuration, 4 cas.

3° Guérison après plusieurs ponctions malgré la suppuration 8 cas : 3 cas de Dieulafoy, 1 de Desnos, 1 de Maunoury, 1 de Bonnet, 1 de Feytaud, 1 de Bouchut.

On peut encore ajouter d'autres faits plus récents :

Trois cas de kystes suppurés guéris après une seule ponction (4),

(1) DIEULAFOY. *Gazette des hôpitaux*, 1872. obs. VII du mém.

(2) DIEULAFOY. *Bull. de la Soc. méd. des hôpitaux*, 1888.

(3) DEGOIX. Thèse de Paris, 1881.

(4) *Trans. of the med. Society of Philadelphia*, 1884, p. 1092, 1 cas. RENDU. *France médicale*, 1882, p. 25, 1 cas. GUYOT. *Bulletin de la Société médicale des hôpitaux*, 13 août 1886, 1 cas.

et trois autres cas de kystes non suppurés, également guéris après une seule ponction (Millard, Troisier, Sévestre) (1).

Dans un cas de Le Dentu (2), la guérison fut obtenue à la suite d'une seule ponction malgré une pneumonie qui survint quelque temps après l'intervention.

Des recherches prolongées feraient certainement découvrir un certain nombre d'autres succès analogues. Mais, malgré leur nombre, ils ne fournissent pas un argument d'une valeur absolue dans la question qui nous occupe. Les observations publiées démontrent pour le procédé de Dieulafoy, ce qui était déjà connu amplement pour la ponction simple avec le trocart (Récamier, Harley, Murchison, etc.), à savoir que la ponction faite avec l'aspirateur peut amener la guérison du kyste hydatique ; qu'on est conduit à faire plusieurs ponctions si la première est insuffisante ; qu'assez souvent la suppuration du kyste survient après un certain nombre d'aspirations ; qu'enfin un kyste, suppuré avant tout essai de traitement, peut guérir par une seule ponction (cas de Guyot).

Mais toutes ces observations se rencontrent éparses dans la presse médicale, à titre de succès plus ou moins remarquables. Ils ne font point partie de statistiques intégrales pouvant servir à établir une comparaison avec les autres méthodes de traitement. On ne saurait donc à cet égard formuler un jugement que d'après une impression personnelle ; ce qui serait sans valeur. On peut dès maintenant poser cette conclusion, d'ailleurs admise généralement, que, si après deux ou trois ponctions le liquide devient purulent au lieu de s'épuiser, il faut recourir à une autre méthode. C'est l'avis de ceux mêmes qui sont partisans de la ponction ; et on y est conduit d'ailleurs par la force des choses.

Des précautions qui doivent accompagner la ponction aspiratrice.

Quoi qu'en ait dit Murchison, on est d'accord pour reconnaître, en France du moins, qu'il est préférable d'employer exclusivement l'appareil aspirateur (app. de Dieulafoy, de Potain).

Ce serait une imprudence et une légèreté que de pratiquer la ponction d'un kyste hydatique du foie avec la même sécurité et, même on peut dire, le sans façon dont on use souvent, lorsqu'il s'agit de ponctionner une hydrocèle vaginale ou une ascite. Il n'est pas de chirurgien qui n'ait été témoin d'accidents consécutifs plus

____

(1) *Bulletin de la Société médicale des hôpitaux*, 1886, p. 368, 404, 446, 454 et 466.

(2) LE DENTU. *Bull. et mém. de la Société de chirurgie,* séance du 19 mai 1886.

ou moins graves. Aussi voit-on dans chaque auteur une série de précautions recommandées (Dieulafoy, Rendu, etc.). Personne ne les a exposées plus complètement et plus méthodiquement que M. Launay (1) dans sa thèse :

1° *Précautions avant l'opération :*

a. — S'assurer de la propreté de l'instrument et de son fonctionnement.

b. — Placer à l'avance un bandage de corps sous le malade, afin d'éviter après l'opération toute espèce de mouvement.

2° *Précautions pendant l'opération :*

a. — Eviter tout mouvement du malade.

b. — Eviter de pratiquer aucune percussion, ni pression sur le foie.

c. — Retirer l'aiguille brusquement en appuyant doucement sur la paroi abdominale et maintenir cette pression pendant quelques instants.

3° *Précautions après l'opération :*

a. — Fermer la plaie extérieure avec la baudruche.

b. — Serrer le bandage de corps par-dessus une couche d'ouate.

c. — Maintenir le malade dans l'immobilité pendant quarante-huit heures.

d. — Administrer l'opium à l'intérieur.

Grâce à cet ensemble de précautions minutieuses mais faciles à observer, la ponction est devenue une opération très généralement inoffensive. Boinet rapporte qu'il a pratiqué 48 ponctions sur 14 malades sans occasionner aucune espèce d'accident. C'est là une série très heureuse. Il ne faut pas en conclure que le procédé soit exempt de tout danger. On peut dire seulement que les complications graves consécutives à la ponction sont exceptionnelles, si cette ponction est faite avec un soin suffisant.

Accidents consécutifs à la ponction.

Les complications qui peuvent survenir après la ponction des kystes hydatiques du foie sont de deux variétés. D'une part, le contenu kystique peut être transformé par suppuration ; d'autre part, l'épanchement du contenu kystique dans le péritoine pendant ou après la ponction peut être suivi d'urticaire, ou de péritonite ; nous ne ferons que mentionner un accident plus rare, la généralisation des kystes hydatiques dans le péritoine.

(1) LAUNAY. Thèse de Paris, 1882, n° 280.

1° *Suppuration du kyste après la ponction.* — Cet accident, commun autrefois, est devenu beaucoup plus rare depuis que l'on veille à la propreté des instruments. Il est rare surtout que la suppuration se produise rapidement après une première ponction, entraînant des troubles septicémiques plus ou moins graves. Mais il arrive plus souvent qu'après avoir retiré la première fois un liquide eau de roche, on trouve, à la deuxième ou à la troisième ponction, un liquide trouble, épais, filant, ayant les caractères du pus séreux, puis un liquide franchement purulent. Cette suppuration lente, torpide ne se révèle pas par des symptômes graves. C'est à peine si l'on trouve un peu d'endolorissement de la région hépatique, quelques légers accès de fièvre, un peu d'élévation de température le soir, une diminution de l'appétit. Il est fréquent même que la transformation du liquide n'ait pas été soupçonnée avant qu'une nouvelle ponction ne soit venue la démontrer.

On doit éviter de prendre pour du pus le liquide épais, filant, albumineux et trouble qui succède au liquide hydatique transparent normal, après la mort des parasites. Cette distinction n'a peut être pas toujours été faite dans les observations publiées sous le titre de kystes suppurés guéris par ponction. Il est probable qu'un certain nombre de succès ainsi obtenus se rapportaient non à des kystes suppurés, mais à des kystes modifiés par substitution d'une paroi inerte à la paroi bourgeonnante de l'hydatide. En pareil cas la ponction, en enlevant une grande partie du liquide, peut hâter la guérison. On le conçoit facilement. On sait au contraire combien il est exceptionnel qu'une suppuration aiguë, qu'un abcès chaud soient guéris par une ou deux ponctions. Les succès de ce genre n'ont été observés que dans des conditions toutes spéciales comme la pleurésie purulente des enfants.

Rien ne permet d'admettre que les kystes hydatiques suppurés du foie appartiennent à un genre de collections purulentes, susceptibles de guérir par ponction. M. Guyot (1) a rapporté l'observation déjà citée d'un kyste hépatique « suppuré » dont il obtient la guérison par une seule ponction. Il avait retiré un pus assez faiblement consistant, de couleur grisâtre, sans grumeaux, ni débris membraneux. C'est là un fait dans lequel la distinction entre un kyste hydatique suppuré et un kyste hydatique transformé par la mort de l'hydatide n'a pas été établie avec assez de rigueur. La même observation, serait applicable à d'autres faits du même genre qui ne peuvent être admis que sous toute réserve.

(1) *Bulletin de la Soc. méd. des hôpitaux*, 1886, p. 368.

La suppuration d'un kyste hydatique est une contre-indication for
melle à toute nouvelle ponction ; elle nécessite l'application d'une
autre méthode. La collection purulente doit être librement ouverte
à l'extérieur.

2° *Complications péritonéales.* — Une certaine quantité de
liquide kystique peut s'épancher dans le péritoine pendant et
surtout après la ponction. L'orifice laissé par le trocart, à la surface du foie, peut en effet ne pas se fermer immédiatement par rétraction élastique des tissus, et laisser suinter le contenu du kyste.
Cet accident est favorisé par les mouvements du malade après l'opération, par les explorations intempestives du ventre, par le défaut
d'immobilisation, en un mot, par l'inobservance des mesures de
précaution énumérées précédemment.

Cet épanchement péritonéal peut avoir les conséquences les plus
variables : on le conçoit. Il est plus ou moins abondant ; le liquide
est tantôt limpide, tantôt trouble ou même purulent, il contient ou
non des crochets ; sa composition chimique semble n'être pas inva-
riable alors même qu'il s'agit d'une hydatide vivante, d'un kyste à
contenu transparent.

A ce dernier point de vue, quelques expériences sont intéressantes
à rappeler. Mourson et Schlagdenhauffen (1) ont démontré que le
liquide limpide des hydatides chez le mouton, contenait des ptomaïnes en quantité variable. Ce même liquide renferme aussi, surtout à la période de formation des vésicules filles, une minime proportion de substances albuminoïdes. Les ptomaïnes varient en
quantité dans les mêmes proportions que l'albumine. On constate
leur présence en quantité maxima aux périodes d'activité forma-
trice de l'hydatide, en quantité minima aux périodes d'arrêt. D'a-
près ces auteurs, le liquide hydatique injecté dans les tissus, produit des accidents d'intoxication.

Kirmisson (2), pour contrôler ces faits, a injecté à divers
animaux du liquide hydatique filtré, recueilli dans des kystes
hydatiques de l'homme : il n'a obtenu que des résultats négatifs.
Debove (3) au contraire a pu reproduire, par les mêmes expériences faites sur l'homme, divers accidents entre autres l'urticaire.

Ces recherches sont d'un grand intérêt. Elles ont fourni l'inter-

---

(1) MOURSON et SCHLAGDENHAUFFEN. *Comptes rendus de l'Ac. des sc.*, 1882,
t. XCV, p. 791.
(2) KIRMISSON. *Gazette hebdomadaire*, 1882, 2ᵉ série, t. XIX, p. 819 et *Arch.
gén. de méd.*, 1883, t. 2.
(3) *Bulletin de la Société médicale des hôpitaux*, 1888.

prétation exacte de l'urticaire et d'autres accidents toxiques observés en clinique. Mais, en se plaçant à un point de vue général, on ne saurait conclure des résultats d'injections faites avec un liquide hydatique transparent et filtré aux conséquences d'un épanchement péritonéal produit par un liquide transparent ou trouble, avec ou sans crochets, etc. On ne connaît pas d'une manière précise, les qualités spéciales du liquide kystique, qui font que l'épanchement dans un cas est entièrement inoffensif, dans un autre, produit l'urticaire ou des troubles nerveux plus ou moins graves, dans un autre enfin, la péritonite. Quelques points seulement de ce problème de pathogénie sont élucidés.

On peut observer à la suite d'une ponction, trois accidents principaux, l'urticaire, la péritonite, et une généralisation des kystes hydatiques.

a. *Urticaire.* — Monneret enseignait déjà à ses élèves, d'après Rendu (1), que l'urticaire pouvait survenir après la ponction d'un kyste hydatique du foie. Mais c'est Finsen, qui a le premier fait une étude attentive de cette complication péritonéale. Il l'attribue au passage d'une certaine quantité de liquide kystique.

Dieulafoy a signalé cet incident post-opératoire, mais sans insister sur aucune théorie pathogénique. La thèse de Feytaud, basée sur 14 observations d'urticaire après ponction ou après rupture aboutit à des conclusions en tout identiques à celles de Finsen. « L'urticaire aiguë qui se développe chez les malades atteints de kystes hydatiques, à la suite de la rupture ou de la ponction, est due à la pénétration du liquide hydatique dans une cavité séreuse et principalement dans le péritoine. Cet épanchement est la condition *sine quâ non* de l'urticaire qui n'est d'ailleurs pas obligée. Si la nature du kyste est connue, l'urticaire en indique la rupture. Par contre l'apparition de l'urticaire après la rupture d'une tumeur de nature indéterminée indiquera que celle-ci est une hydatide » (3).

Si aucun autre épanchement péritonéal n'est suivi d'urticaire, on est obligé d'admettre que le liquide hydatique possède à cet égard une propriété spéciale. On pouvait se demander il y a quelques années s'il agissait par contact et par irritation physique du péritoine ou bien par influence sur le système nerveux après absorption, à la manière des poisons. Debove a démontré par ses expériences

(1) RENDU. *Dict. enc.* Article Foie, p. 238.
(2) FINSEN. Les échinocoques en Islande, traduit dans les *Arch. gén. de méd.*, 1869.
(3) FEYTAUD. *Recherches sur la pathogénie de l'urticaire qui complique les kystes hydatiques.* Th. de Paris, 1875.

que cette dernière interprétation était seule admissible, puisqu'il a reproduit l'urticaire expérimentalement par injection sous-cutanée du liquide hydatique. De plus l'urticaire ne serait pas l'unique manifestation de l'empoisonnement hydatique.

L'éruption cutanée coïncide parfois avec une poussée fébrile de quelques heures, des douleurs abdominales, des vomissements, des nausées, de la diarrhée, un état de dépression profonde avec tendance à la syncope (1). L'urticaire peut faire défaut dans cet ensemble de troubles nerveux plus ou moins complexes, et alors on est tenté de rapporter à une irritation péritonéale ou même à la péritonite, ce qui n'est qu'un effet de l'intoxication hydatique. Il semble même que ces accidents puissent entraîner la mort et telle serait l'interprétation qui conviendrait à certains faits dans lesquels les malades ont succombé en quelques heures à la suite d'une ponction de kyste hydatique du foie ; la péritonite ne serait pas en question (2). La part n'est pas toujours facile à ces deux complications d'ordre différent, intoxication et péritonite : On a vu parfois la péritonite survenir chez des sujets qui ont eu une poussée d'urticaire. Deux cas de ce genre observés par Damaschino, sont rapportés dans la thèse de Feytaud.

En général, l'urticaire est un accident bénin en lui-même et de peu d'importance. Elle apparaît tantôt quelques heures après la ponction, tantôt seulement le lendemain ou le surlendemain ; sa durée varie de quelques heures à quelques jours.

b. *Péritonite consécutive à la ponction des kystes hydatiques du foie.* — C'est pour prévenir la péritonite que les auteurs ont préconisé l'un après l'autre les précautions que nous avons rappelées. Elle est, en effet, devenue une complication rare de la ponction aspiratrice, au moins dans ses formes graves.

Cependant, malgré tout le soin apporté au manuel opératoire, on observe assez souvent au bout de quelques heures un certain nombre des phénomènes réactionnels plus ou moins vifs. Il est commun, par exemple, que le ventre devienne sensible au voisinage du foie, qu'un léger mouvement fébrile se produise. Mais ces troubles se calment au bout de deux ou trois jours au plus.

La péritonite généralisée mortelle, quoique rare, a été observée de temps en temps. On trouve rapporté dans tous les livres, le cas

______

(1) ACHARD. Intoxications hydatiques, *Arch. gén. de méd.*, octobre et novembre 1888.

(2) La mort est survenue 20 minutes après la ponction dans un cas de Martineau. *Union médicale*, 1875.

de Moissenet, qui provoqua de la part de ce savant médecin un mémoire bien connu (1). La ponction faite avec un petit trocart avait retiré seulement quelques grammes de liquide limpide et incolore. Les premiers signes de la péritonite se montrèrent deux heures après, et la terminaison fatale ne se fit pas attendre plus de dix-huit heures.

Il est rare que la péritonite prenne cette forme suraiguë, foudroyante. Dans les observations de Damaschino (Th. de Feytaud), la mort est survenue au bout de plusieurs semaines (1re observ.), de cinq mois (2e obs.).

D'autrefois, c'est une péritonite limitée qui se produit. Nous aurons à reproduire plus tard un fait publié par Richelot, dans lequel, à la suite d'une ponction faite antérieurement, le ventre était toujours resté douloureux. Richelot, ayant eu l'idée de pratiquer une nouvelle ponction, le malade succomba à une péritonite aiguë. L'autopsie démontra qu'il existait au-dessous du foie une collection suppurée entourée d'adhérences, restes d'une péritonite produite après la première ponction, mais qui n'avait pas donné lieu à des troubles alarmants.

On observe donc parfois à la suite de la ponction un degré quelconque grave ou atténué de l'irritation péritonitique, depuis un endolorissement passager de l'abdomen jusqu'à la péritonite suraiguë infectieuse et généralisée.

On ne peut, quant à présent, déterminer d'une manière approximative la fréquence de ces accidents. A côté de la statistique de Harley qui, sur 34 cas présente dix morts, se trouvent en opposition cette observation de Dieulafoy avec plusieurs centaines de ponctions, et cette série de 48 ponctions pratiquées par Boinet sur cinq malades, sans le moindre incident. Il est certain en tous cas que la stricte observance des mesures de précaution convenables diminuent dans une très large proportion le nombre et la gravité des accidents, de telle sorte que les partisans un peu exclusifs de la ponction en viennent à dire avec une assurance exagérée que cette opération est inoffensive.

L'exposé succinct des accidents péritonéaux nous amène à dire quelques mots sur les épanchements du contenu kystique dans la cavité du péritoine d'une manière générale.

Sur 13 cas de rupture intra-péritonéale de kystes hydatiques du foie survenus soit spontanément, soit à la suite de traumatisme, Finsen mentionne deux cas de mort seulement. Il est vrai que ce

(1) MOISSENET. *Arch. gén. de méd.*, 1859.

médecin porte le diagnostic de rupture simplement d'après l'apparition de l'urticaire ; ce qui peut paraître insuffisamment fondé, attendu qu'une légère fissure dans la paroi kystique, permettant l'absorption d'une petite quantité de liquide par le foie lui-même, suffit pour faire naître l'éruption.

Féréol (1) a vu un kyste qu'il s'apprêtait à ponctionner disparaître spontanément après une poussée d'urticaire. Dans une autre observation du même auteur, la rupture du kyste hydatique du foie a été suivie d'un épanchement séreux dans le péritoine. Cet épanchement fut traité par une ponction, par l'introduction d'une grosse canule qui donna issue à des hydatides, et par des lavages intrapéritonéaux, répétés deux fois par jour pendant plus de deux mois. La guérison fut enfin obtenue.

Rendu (2), mentionne aussi de son côté trois cas de rupture intrapéritonéale de kystes hydatiques du foie avec guérison.

Davaine (3) rapporte au contraire, neuf observations de divers auteurs, toutes terminées par une mort rapide en quelques heures, rarement en quelques jours. Murchison indique aussi plusieurs cas analogues de Burrow, de Brinton, trois de César Hawkins et il ajoute deux cas de guérison de Bright et de Ogle.

Les faits observés sont suffisamment nombreux pour montrer que l'épanchement du liquide hydatique du péritoine donne lieu à deux séries inverses d'accidents. Tantôt il survient une péritonite suraiguë qui entraîne rapidement la mort, tantôt au contraire, les troubles occasionnés sont beaucoup plus bénins, la guérison peut alors survenir. On peut dire avec Féréol, que le péritoine jouit d'une tolérance relative pour les hydalides. Il est à peine besoin d'ajouter que, si le kyste est suppuré, il se produit une péritonite suraiguë et que les cas bénins se rapportent à des kystes dont le liquide est transparent, dont les hydatides étaient vivantes. Ceux-ci seulement sont susceptibles d'un traitement. Foerster (4) et Potain ont guéri chacun un malade atteint d'un kyste hydatique du foie, rompu dans le péritoine, par la ponction simple.

Si les épanchements péritonéaux consécutifs à la rupture du kyste ont des conséquences si différentes suivant les cas, il n'y a pas à s'étonner de ce que, à la suite de la ponction, la transsudation de quelques gouttes de liquide tantôt passe inaperçue, tantôt en-

(1) Féréol. *Archiv. gén. de méd.* 1880, t. 2, p. 110 et *Ac. de méd.*, 1ᵉʳ juin, 1880.
(2) Rendu. *Dict. enc.* Art. Foie. Kyste hydatique.
(3) Davaine. *Loc. cit.*, p. 516.
(4) Foerster. *Arch. gén. méd.*, 1862.

traîne des accidents graves et même la mort (cas de Moissenet, de Pidoux, de Goyrand, de Hayem), bien qu'on ne puisse pas toujours au surplus indiquer la cause de ces différences. Il n'y a pas lieu d'accuser en quoi que ce soit le trocart d'avoir porté dans le kyste et dans le péritoine des éléments d'infection.

Il est difficile au reste d'affirmer avec certitude que les malades ont succombé à la péritonite, lorsque la mort est survenue en quelques heures, comme c'est le cas le plus fréquent. La péritonite a eu à peine le temps de se développer, elle aurait ici une marche encore plus foudroyante qu'après les plaies et les ruptures intestinales, suivies d'épanchement stercoral.

Dans quelle mesure faut-il admettre une intoxication hydatique, comme le veut Achard (1), un état syncopal aboutissant à la mort avec ou sans réaction fébrile ? C'est ce que nous ne saurions dire, l'expérimentation ayant fourni des résultats contradictoires. Mourson et Schlagdenhauffen, Debove d'une part ont obtenu des effets toxiques à l'aide du liquide hydatique injecté aux animaux ; d'autre part, Kirmisson et Korak ont abouti à des résultats négatifs.

c. *Généralisation des hydatides.* — Volkmann (2) a signalé une complication plus curieuse que les précédentes et non moins difficile à interpréter. Chez un malade traité par la ponction, il a trouvé à l'autopsie un grand nombre de petites tumeurs hydatiques dans le mésentère, dans l'épiploon, dans le péritoine viscéral. D'autres faits analogues ont été produits par Hueter, von Reuss, Gratia, von Puky, Verneuil. Tantôt il s'agit d'un kyste rompu spontanément (Gratia) ou à la suite d'un traumatisme (von Reuss et Lihotsky), tantôt d'un kyste ponctionné. Un certain temps, quelques mois après la rupture ou la ponction, des kystes hydatiques se montrent en différents points du péritoine, dans le mésentère, dans les épiploons, sur le péritoine viscéral, dans la paroi abdominale antérieure. La genèse de ces kystes multiples, postérieure à la rupture ou à la ponction, paraît attribuable à un épanchement du contenu hydatique dans le péritoine, à une sorte de greffe d'hydatides ou de scolex sur le péritoine. L'interprétation des faits de ce genre ne pourra, être donnée que par l'expérimentation.

(1) ACHARD. *Arch, gén. de méd.*, 1888, oct. et nov.
(2) VOLKMANN. *VI° Congrès des chirurgiens Allemands*, 1877.

Ponctions accompagnées d'injections (bile, iode, alcool, sublimé).

Sous ce titre, il faut entendre seulement la méthode qui consiste à faire une ponction, à évacuer une certaine quantité du liquide kystique à lui substituer un liquide modificateur et enfin à retirer immédiatement le trocart pour fermer l'ouverture. On ne doit pas rattacher à cette méthode les cas dans lesquels on a essayé les effets de liquides divers en les injectant à travers une canule laissée à demeure. La sonde à demeure en effet constitue une différence radicale dans le procédé. Ce n'est plus un procédé fermé, c'est un procédé ouvert.

La physiologie pathologique des kystes hydatiques du foie nous enseigne que l'affection peut guérir spontanément sans s'ouvrir à l'extérieur ni dans aucune cavité viscérale. Il suffit pour cela que le parasite cesse de se développer et meure, que les hydatiques se rompent et se détruisent et que consécutivement le liquide hydatique se résorbe. La paroi de la poche, n'étant plus revêtue par la membrane hydatique, douée de propriétés endosmotiques particulières, se modifie dans sa nutrition, se vascularise, puis se rétracte peu à peu à mesure que son contenu est repris par la circulation.

La mort des hydatides peut être causée de plusieurs manières ; on en connait quelques-unes. C'est ainsi que l'observation a démontré que l'introduction de la bile, de l'iode, de l'alcool a pour effet d'arrêter l'évolution des hydatides. C'est ce fait physiologique qui a inspiré la méthode des injections.

Leudet (1) le premier, exprima à la Société anatomique, l'idée d'injecter de la bile de bœuf dans un kyste hydatique du foie pour amener la guérison. Mais ce procédé ne fut pas mis à exécution. C'est à tort que quelques auteurs ont vu la mise en pratique des injections de bile dans un fait de Voisin (2). Dans cette observation, en effet, on fit bien des injections de bile dans un kyste hydatique du foie, mais c'était après avoir appliqué de la pâte de Vienne sur la paroi abdominale, et après avoir laissé à demeure la canule d'un trocart. Et d'ailleurs, l'expérience ne fut pas heureuse; le malade succomba.

Cadet de Gassicourt avait fait auparavant un observation plus intéressante (3). Chez un malade traité par les injections iodées, il avait remarqué que la bile, ayant coulé abondamment à deux reprises successives dans le foyer kystique, chaque fois la suppuration avait disparu. Il conclut de cette remarque, que la bile pouvait avoir une action antiseptique. Mais contrairement à ce qu'il avait pensé et à ce que répète Davaine, ce fait n'a aucun rapport avec les injections intra-kystiques de bile sans canule à demeure, sans ouverture à la paroi abdominale.

(1) LEUDET. *Bull. de la Soc. anat.* 1853.
(2) VOISIN. *Bull. de la Soc. anat.* 1860.
(3) CADET DE GASSICOURT. Thèse de Paris, 1855, p. 14 et DAVAINE. *Loc. cit.,* p. 652.

Quelques opérateurs ont pratiqué des injections intra-kystiques de différents liquides, de teinture d'iode, d'alcool, de sublimé, etc.

Aran (1) se servit d'une solution de teinture d'iode : teinture d'iode 50 gr., eau distillée 50 gr., iodure de potassium 2 gr. Après avoir retiré 750 gr. de liquide par une ponction. Il introduisit immédiatement la solution iodée qui fut abandonnée dans le foie. Aucune complication locale ne survint, mais des phénomènes d'iodisme assez intenses, accompagnés d'une réaction générale vive, se montrèrent une heure après l'opération et durèrent cinq jours. Un mois plus tard le kyste avait diminué de volume.

Adolphe Richard, sur un malade qu'il avait déjà guéri d'un premier kyste à l'aide de la méthode de Récamier pratiqua une ponction dans un second kyste développé après le premier. Le liquide évacué très exactement, il injecta dans le kyste sans désemparer 8 gr. d'alcool à 36° (aréomètre Baumé), puis, les y abandonnant, il retira rapidement la canule. Les phénomènes réactionnels furent assez vifs, fièvre, vomissements et durèrent environ huit jours. Aucune complication locale ne survint. La douleur consécutive à l'injection assez vive d'abord n'avait duré que quelques minutes. Le liquide du kyste se reproduisit d'abord, mais trois mois après, il était impossible de retrouver aucun vestige de la tumeur.

Ces injections abandonnées dans le foie ont été peu pratiquées. Cependant Chassaignac (2), Richard, Boinet, ont obtenu des guérisons par l'emploi du liquide iodé.

On est revenu récemment à la même méthode en substituant la liqueur de Van Swieten à la teinture d'iode. Debove (3) a rappelé plusieurs succès obtenus à l'aide de ce nouveau liquide par Mesnard (de Bordeaux), Sennert et Bacceli. Il a lui-même fait deux fois des injections de liqueur de Van Swieten dans des kystes hydatiques après avoir évacué leur contenu, et a pris la précaution de retirer son injection le plus complètement possible au bout de quelques minutes. Si cette méthode est intéressante théoriquement, comme le dit Debove, nous ne sommes fixés en pratique ni sur le degré d'efficacité attribuable à la ponction, d'une part, et à l'action spécifique du sublimé, d'autre part, ni sur le danger d'intoxication mercurielle.

---

(1) ARAN. *Bull. gén. de thérap.*, sept. 1854. et t. XLVII, p. 218. — *Arch. gén. de méd.*, 5ᵉ série, t. IV, p. 477. — DAVAINE. *Loc. cit.*, 629.

(2) RICHARD. *Bull. gén. de thérap.*, 1855., t. XLVIII, p. 414, et DAVAINE. *Loc. cit.*, 650.

(3) DEBOVE. *Soc. méd. des hôp.*, 12 octobre 1888.

III. — DU DRAINAGE PAR LA SONDE A DEMEURE.

C'est à Boinet que revient le mérite d'avoir bien réglé le procédé opératoire du drainage. « Il consiste (1) :

1° A ponctionner avec un gros trocart la tumeur du foie dans son point le plus saillant et où la fluctuation est très évidente.

2° A retirer le trocart et à introduire dans la canule laissée en place une sonde de gomme élastique remplissant la canule aussi bien que le trocart, puis, sur cette sonde qu'on laisse dans le kyste, à retirer la canule.

3° A l'aide de cette sonde, qu'on peut laisser en place pendant plusieurs jours et tout le temps nécessaire pour que des adhérences puissent se former entre le kyste et la paroi abdominale, retirer le liquide contenu dans le kyste et y pratiquer des injections iodées.

4° Si le kyste contient des hydatides trop grosses pour pouvoir sortir par les ouvertures de la canule qui doivent être larges, on peut débrider avec le bistouri et agrandir l'ouverture fistuleuse du kyste une fois que les adhérences sont établies. »

Dans la suite (2) le même auteur fit subir quelques modifications à son procédé. C'est ainsi qu'au lieu de la sonde en gomme élastique, il recommande l'emploi « d'une sonde en caoutchouc » qui doit remplir exactement la canule du trocart. Il conseille encore de faire une contre-ouverture.

« Après avoir retiré la sonde (autour de laquelle les adhérences sont formées), on introduit directement à sa place un gros et long trocart courbe, dont on a préalablement rentré la pointe dans la canule... Avec le doigt indicateur, on cherche à sentir et à reconnaître à travers la paroi abdominale l'extrémité de la sonde qui la soulève doucement. Celle-ci étant reconnue et fixée dans le fond du kyste au point où l'on veut pratiquer la contre-ouverture, on fait saillir la pointe du trocart entre les deux doigts de la main gauche qui servent de point d'appui au trocart. Le lieu d'élection de la contre-ouverture est en général de 5 ou 6 centimètres au-dessus de la première ponction. Le mandrin du trocart étant retiré, on glisse dans la canule, qu'on ôte ensuite, une sonde flexible en gomme élastique percée de trous latéraux dans toute la longueur et qu'on

(1) BOINET. *Traité d'iodothérapie*, 1855.
(2) BOINET. *Rev. de thérap. médic.-chir.*, 1859.

M.   3 laisse à demeure. Il est indispensable que ce drain obture exactement l'ouverture faite par le trocart. Bientôt des adhérences se forment autour de cette ouverture nouvelle comme elles s'étaient formées autour de la première ».

Boinet termine par un troisième temps la section du pont de la paroi abdominale, intermédiaire aux deux orifices.

« Pour cela, on introduit (1) une sonde cannelée largement recourbée vers sa pointe (dans le kyste et les deux orifices) et on la confie à un aide ; puis dans une étendue de deux ou trois centimètres on fait une première incision qui pénètre jusqu'au péritoine ou peu s'en faut en dédolant ; ensuite on renverse l'extrémité externe de la sonde cannelée, de façon à lui faire soulever la paroi abdominale et avec le bistouri glissé dans sa cannelure, on achève l'incision en sectionnant de dedans en dehors sur une étendue exactement comparable à l'incision externe. Avec des pinces, on écarte les bords de cette incision et on laisse sortir les hydatides qui se présentent naturellement et en masse à l'ouverture qu'on vient de faire. »

Boinet avait donc proposé et pratiqué la méthode du gros trocart avec sonde à demeure ; il avait ajouté même la double ouverture et l'incision intermédiaire.

Ce mode de traitement des kystes hydatiques du foie n'était qu'un chapitre du système de Boinet, appliqué aux tumeurs kystiques. La sonde à demeure et les injections iodées étaient également appliquées dans le traitement des kystes de l'ovaire. D'après le même auteur, jamais il ne se serait produit d'épanchement dans le péritoine bien que les kystes de l'ovaire fussent plus exposés au retrait sur eux-mêmes que les kystes du foie qui siégent dans un organe fixé dans sa position anatomique (Iodothérapie, 1855).

Mais depuis Boinet, la pratique chirurgicale a été radicalement modifiée ; elle a fait des progrès incomparables depuis la vulgarisation de l'antisepsie. On ne pense plus aujourd'hui au gros trocart de Boinet, ni aux injections iodées dans le traitement des kystes de l'ovaire.

Il n'y a plus qu'un procédé de choix, l'ablation. En ce qui concerne les kystes hydatiques du foie, l'opinion et la pratique des chirurgiens s'est modifiée plus lentement. La raison en est que le procédé de Boinet remplissait efficacement, quoique souvent d'une manière imparfaite, l'indication capitale dans l'ouverture des kystes hépatiques, je veux dire l'écoulement libre des liquides. D'un autre côté, les kystes hydatiques du foie ne se prêtent pas à

____

(1) BOINET. *Rev. de thérap. médic.-chir.*, 1859.

l'extirpation aussi souvent, ni aussi complètement que les kystes de l'ovaire. Aussi n'est-ce que tardivement et seulement depuis quelques années qu'on tend peu à peu à laisser le trocart pour le bistouri, la ponction pour l'incision large et, si cela est possible, l'extirpation. Actuellement les deux méthodes, l'ancienne, la ponction avec sonde à demeure, la nouvelle, la large incision, sont encore en présence ; elles sont discutées. Il s'agit de les juger, et de prendre parti pour l'une ou pour l'autre, si elles ne se partagent pas le terrain.

Quoi qu'il en soit, Boinet a exposé très complètement un procédé opératoire simple, et donnant souvent de bons résultats.

Lorsqu'il vint le communiquer à la Société de chirurgie, il fut fort mal accueilli. Voillemier et Giraldès firent ressortir que ni le gros trocart, ni la sonde à demeure n'étaient une innovation, et que la méthode prétendue nouvelle ne paraissait pas devoir supplanter celle de Récamier. Sur ce dernier point, l'avenir s'est prononcé en faveur de Boinet, car les défenseurs de la cautérisation sont devenus rares aujourd'hui. Quant à la priorité, chose de minime importance d'ailleurs, il faut pour la juger équitablement tenir moins compte de chaque détail que de l'ensemble. Or ce qu'il y avait de nouveau, c'était la perfection de la méthode, à laquelle les successeurs de Boinet ont peu ajouté.

Déjà auparavant Jobert, Owen Rees avaient placé des sondes à demeure, mais non pas avec la méthode qu'y apporta résolument l'auteur du *Traité de l'Iodothérapie*. Boinet se proposait un double but : provoquer la formation d'adhérences s'il n'en existait pas d'avance, et ménager une ouverture suffisante pour permettre des injections de substances modificatrices, comme la teinture d'iode, par exemple. La grosse sonde devait donner une issue suffisante au liquide du kyste, aux débris d'hydatides et aux produits de la suppuration.

Depuis son origine, la méthode de la sonde à demeure a subi quelques perfectionnements de détail, mais aucune modification essentielle.

Quelques chirurgiens ont combiné l'emploi des caustiques avec celui de sonde à demeure.

Telle est la pratique du Prof. Richet, qui n'applique le gros trocart et la sonde qu'après plusieurs applications de caustique de Vienne. Nous nous sommes déjà expliqué sur l'incertitude du résultat obtenu par la cautérisation incomplète de la paroi abdominale au point de vue des adhérences du péritoine. Les caustiques retardent l'ouverture au prix de longues souffrances et sans grand profit pour la sécurité du procédé. Toutefois cette pratique mixte était inspirée par la crainte assez naturelle à cette époque de produire d'emblée une lésion trop large du péritoine.

Cette crainte n'arrête plus les chirurgiens aujourd'hui. M. le Prof. Verneuil reste le partisan convaincu de la méthode du gros trocart et de la sonde à demeure. Il la personnifie en quelque sorte actuellement. Aussi nous paraît-il indispensable d'indiquer son procédé (1) :

« J'hésiterais beaucoup, dit-il, à me servir du bistouri pour sectionner le tissu hépatique à cause de sa grande vascularité........ Depuis 5 ou 6 ans, j'ai recours à une méthode de traitement dont je n'ai eu qu'à me louer jusqu'ici. Je commence par ponctionner la poche avec un gros trocart presque aussi gros que mon petit doigt ; je glisse par la canule une sonde en caoutchouc rouge, assez volumineuse pour l'emplir entièrement et je retire la canule. La sonde bouche alors complètement le trou de la ponction, je la maintiens en place... Je garnis l'extrémité externe d'un peu de baudruche. Cette dernière joue le rôle de valvule et empêche l'air de pénétrer dans la poche. Des injections pratiquées plusieurs fois par jour tuent rapidement les hydatides. *Vers le huitième jour il survient une inflammation assez intense.* Les adhérences étant établies on enlève la sonde et on voit sortir successivement les hydatides et la membrane limitante du kyste lui-même. Au bout de trois semaines à un mois, les malades peuvent se lever et la guérison se termine ordinairement avec la plus grande simplicité. J'ai perdu un seul des malades que j'ai ainsi traités. »

M. Verneuil admettait récemment que si l'ouverture du trocart paraît insuffisante pour assurer un drainage parfait, on peut en enfoncer un second à une distance de quelques centimètres du premier. Lorsque les adhérences ont eu le temps de se former autour de chaque canule, on sectionne au bistouri le pont de parties molles intermédiaire aux deux orifices. Cet élargissement procure alors une ouverture aussi large qu'on peut le désirer. Au reste l'emploi d'un seul trocart a suffi dans la généralité des cas pour évacuer le kyste et faire les lavages nécessaires.

On voit que le procédé que met en pratique M. Verneuil ne diffère que par quelques détails de celui qu'avait préconisé Boinet comme le procédé le plus sûr pour produire des adhérences péritonéales. Quant à l'emploi simultané de deux trocarts, nous le verrons plus loin constitué en un véritable procédé sous le nom de procédé de

(1) *Soc. de chirurgie.* Séance du 16 mars 1881, p. 255.

Simon, mais Boinet aussi l'avait pratiqué et décrit, comme on l'a vu plus haut.

M. Roger (du Havre) (1) a proposé une modification de détail, qui nous paraît utile. Il fait observer que la sonde substituée à la canule du trocart et qui lui est inférieure en diamètre, ne peut être placée séance tenante, sans un certain danger pour le péritoine. La manœuvre, en effet, qui consiste à retirer la canule en métal, qui recouvre la sonde en caoutchouc, ne se fait pas sans un certain ébranlement et le liquide du kyste peut suivre le retrait de la gaine métallique. En conséquence M. Roger propose de laisser en place la canule même du trocart « jusqu'à ce qu'elle glisse dans la plaie et s'en échappe presque d'elle-même. Ceci peut avoir lieu au bout d'une huitaine de jours ». Ensuite la substitution du caoutchouc au métal se fait sans difficulté comme sans danger.

Enfin M. Clément (d'Aigues-Mortes) (2) propose de faire l'aspiration sur le gros trocart. Cette pratique peut sans doute quelquefois rendre service.

En 1868, Blachez (3) avait dans un cas employé un procédé qui se rapprochait par le résultat de la double ouverture indiquée par Boinet et récemment par Verneuil. Se trouvant en face d'un kyste ouvert par un orifice insuffisant, il eut l'idée de pratiquer une seconde ouverture, pour rendre le drainage plus parfait. Les deux ouvertures pourraient être, « s'il en était besoin, facilement réunies par une incision allant de l'une à l'autre ».

Cette double ouverture avec section du pont intermédiaire des parties molles constitue toute la méthode de Simon, qui fut considérée comme une méthode nouvelle en Allemagne il y a quelques années (4). Le chirurgien d'Heidelberg a conçu de la sorte un procédé mixte, qui conduit indirectement et encore timidement à l'incision du kyste. Il se propose de produire des adhérences suivant une ligne déterminée à la surface du kyste pour y porter ensuite le bistouri. Voici comment il procède : Après avoir pratiqué une ponction exploratrice, il enfonce deux trocarts, séparés par une distance de trois à cinq centim. sur la région fluctuante de la tumeur. Il laisse écouler une partie du liquide kystique puis fixe les canules qui sont protégées et recouvertes par un pansement renouvelé tous les deux ou trois jours. A chaque fois, on laisse écouler le contenu de la poche. Lorsque c'est du pus qui sort, l'inflammation est

____

(1) Roger. *Bull. de thérap.*, 1880, t. 98, p. 241-307.
(2) Clément. *Gazette des hôpitaux*, 1873.
(3) Blachez. *Gazette des hôpitaux*, 1868, p. 471.
(4) Neisser. *Die Echinococcen Krankheit*, 1877.

suffisamment développée, on peut supposer que les adhérences que l'on se propose d'obtenir sont formées. On n'attend pas moins que quelques semaines avant de sectionner le pont intermédiaire. Ce dernier détail montre que la méthode de Simon, dont les trocarts sont d'un faible calibre, est par sa durée un retour aux méthodes lentes.

Küster (1) a proposé une modification au procédé opératoire. Il se sert d'un long trocart courbe, analogue au trocart courbe de Chassaignac, mais dont la canule est fenêtrée à la partie moyenne. Il introduit ce trocart dans le kyste et le fait ressortir à quelques centimètres plus loin de l'intérieur à l'extérieur ; puis il retire le trocart et laisse sa canule. L'œil que celle-ci porte à sa partie moyenne, placée dans la cavité, sert d'orifice d'évacuation. Quand, après quelques jours la canule est devenue mobile dans son trajet, il la retire en la faisant suivre d'un fil élastique que l'on serre sur les tissus séparant les deux orifices pour les couper lentement.

Le seul point à relever dans cette modification est l'emploi du fil élastique qui peut paraître présenter une sécurité plus grande, mais qui en revanche prolonge la durée de cette pénible opération alors que l'inflammation se développe, et qu'une suppuration énorme et fétide appelle au contraire une évacuation rapide. Quant au grand trocart courbe fenêtré, si c'est une nouveauté, ce n'est pas un perfectionnement d'importance.

Hirsberg suit une pratique qui rappelle entièrement l'acupuncture de Trousseau (2). Celui-ci enfonçait simultanément plusieurs aiguilles dans le foie pour provoquer des adhérences, mais il abandonna lui-même cette pratique ; l'auteur allemand fait cinq ou six ponctions de suite à quelque distance l'une de l'autre, et deux ou trois jours après, il incise avec le bistouri. Rien ne nous paraît plus infidèle que cette manière d'opérer.

Un inconvénient commun à tous ces procédés, c'est leur lenteur. Mais il en est un autre qui nous paraît plus grave ; la présence dans le kyste d'un ou de deux trocarts de petit calibre a pour but de provoquer une inflammation adhésive. Mais on ne fait pas dès le premier jour l'évacuation, aussi complète que possible, du liquide kystique, on n'y fait pas de lavages antiseptiques. Malgré le pansement protecteur et l'occlusion des canules, on arrive avec autant de certitude que de danger, surtout si le kyste est volumineux, à une suppuration très abondante, et presque toujours fétide. Est-il

(1) Puky. *Arch. de Langenbeck*, 1881, t. 31, p. 202.
(2) Trousseau. *Clinique de l'Hôtel-Dieu*, t. III.

d'une pratique rationnelle de provoquer cette suppuration, de la renfermer dans le voisinage immédiat du point où l'on cherche à développer une inflammation simple. Il y a là réunies deux causes de complications : contact du foyer de suppuration avec le péritoine, résorption septique dans la cavité suppurée.

L'énorme trocart de 1 centim, à 1 centim. et demi de diamètre et même plus, employé par Boinet et M. Verneuil, dans le but de commencer immédiatement et l'évacuation et les lavages n'a certainement pas au même degré le même désavantage. En tout cas l'invention de Simon ne devait pas avoir une fortune de longue durée.

Dans les cas où il est urgent d'agir vite la méthode de Simon doit être rejetée. Une observation de Glœser (1) le montre. Ce chirurgien se trouvant en face d'un kyste volumineux du foie chez un malade dans un état général grave, appliqua la méthode des deux trocarts. Le premier temps de l'opération fut exécuté, mais le malade mourut avant l'incision.

Une autre critique porte sur l'incertitude de la production des adhérences entre les deux trocarts. L'inflammation adhésive, en effet, qui dans certains cas (autre danger) peut faire place à la suppuration de la séreuse, reste dans d'autres exclusivement limitée autour de la canule mise à demeure, et le péritoine reste ouvert au moment de l'incision. C'est cette infidélité du procédé à atteindre son but principal qui l'a fait rejeter par Volkmann.

Outre ces observations de détails, il en est une générale, commune à toutes les canules à demeure, c'est qu'elles n'assurent pas parfaitement le drainage et cela pour deux raisons : d'abord, quel que soit le calibre du trocart, son ouverture est encore insuffisante pour laisser passer librement les débris d'hydatides et surtout pour vider, dès le jour de l'ouverture, la cavité kystique d'une manière intégrale ; ensuite l'orifice ne se trouve pas placé, à moins que par hasard, dans une situation favorable à l'écoulement des liquides ; il reste des culs-de-sac, sièges d'une stagnation inévitable. Ces défauts, peu importants peut-être dans les petits kystes et même dans ceux de moyen volume, deviennent très considérables dans les kystes qui remplissent une large partie de la cavité abdominale.

Après cela, il n'est que juste de reconnaître avec Verneuil que sa méthode était, quand elle a été imaginée, un progrès sur celle de Récamier. Elle l'emporte sur cette dernière, surtout pour les kystes qui ne sont pas très grands, par la simplicité, par la prompti-

(1) GLŒSER. *Arch. de Langenbeck*, 1874.

tude et même par la sûreté relativement plus grande du développement des adhérences.

La méthode de la sonde à demeure donne une large proportion de succès. Harley (1) estimait déjà en 1866, que ce traitement est le plus favorable. La statistique montre 23 guérisons sur 30 cas. Il n'est pas douteux que les perfectionnements apportés au procédé opératoire n'aient encore augmenté le nombre des résultats heureux.

IV. — DE L'INCISION

A. — *Période ancienne.*

L'incision des kystes hydatiques du foie a été faite suivant deux procédés distincts : tantôt le chirurgien a ouvert le kyste dans une seule séance, incision en un temps ; tantôt au contraire l'opération a été décomposée en deux temps, séparés par un intervalle de quelques jours. Le premier temps comprend alors l'incision de la paroi abdominale jusqu'au péritoine inclusivement ou exclusivement : le second consiste à inciser le kyste ; l'intervalle de repos, entre ces deux temps, est destiné à la formation des adhérences péritonéales.

Ces deux procédés ont eu une fortune différente et en quelque sorte opposée. Le plus ancien est l'incision en un temps. On ne peut pas sérieusement lui rapporter quelques rares observations antérieures, à notre siècle, dans lesquelles l'incision était faite dans le but d'ouvrir un abcès, le diagnostic n'ayant pas été posé d'avance. « Une tumeur située près du cartilage ensiforme fut prise pour un abcès. Wolcherus l'ouvrit : Quo facto, magno impetu eruperunt plurimæ vesicæ, partim disruptæ, partim integræ, tenui et pellucida aqua refertæ. Ces vésicules avaient le volume d'un œuf de poule, d'un œuf de pigeon, d'autres étaient plus petites. Il y en avait plus de trois cents. » Le malade survécut un an ; à l'autopsie on trouve trois abcès, l'un dans le foie contenant des hydatides ; un autre dans les poumons ; un troisième, adhérent au côlon. Le méat biliaire était oblitéré près de l'intestin (2).

Un petit nombre d'observations analogues, dans lesquelles l'incision fut faite dans le but d'ouvrir un abcès, sont rapportées dans

(1) HARLEY. *Méd. chir. transactions*, t. XLIX, 1866.
(2) WOLCHERUS ap. JOACHIM CAMERARIUM. *De observationibus propriis* et SCHENCK, lib. III. obs. IV, p. 392. In LASSUS.

le mémoire de Lassus (1), et appartiennent à Mailly et Dodart, à Panaroli, à Ruysch, à Sue (2). Dans tous ces cas, il y avait eu erreur ou plutôt absence de diagnostic.

Récamier fit la première opération de propos délibéré : « En 1826, il y eut, au n° 35 de la salle Ste-Madeleine, à l'Hôtel-Dieu, un homme de 62 ans qui portait un développement très considérable de l'hypochondre droit ; la suffocation était imminente : Dupuytren et Breschet, appelés en consultation par Récamier, ne purent reconnaître, ni même soupçonner la fluctuation dans la tumeur. Une ponction exploratrice, faite avec un trocart très fin, fit présumer que ce développement de l'hypochondre dépendait d'un kyste hydatique énorme développé dans le foie à une profondeur peu considérable. On pratiqua avec le bistouri une incision d'un pouce d'étendue, par laquelle sortirent un grand nombre d'hydatides, et beaucoup de liquide purulent, jaunâtre. Le malade mourut trois jours après l'opération. A l'ouverture du cadavre nous trouvâmes une poche immense creusée dans le foie très près de sa face convexe » (3).

A cette époque, l'incision des kystes du foie était formellement condamnée. Récamier ne fut pas encouragé par cet insuccès : il s'en tint à la méthode des caustiques avec laquelle il fut plus heureux, quoiqu'il eût contre lui encore, dès l'origine, l'opinion générale des médecins. L'incision directe n'a été pratiquée pendant une longue période qu'à de rares intervalles et en général par suite d'erreurs de diagnostic. Davaine (4) a réuni quatre observations seulement jusqu'à 1872, toutes les quatre terminées par la guérison. Mais avec l'antisepsie, l'incision du foie en un temps reparaît en Allemagne puis en Angleterre, et depuis quelques années elle tend à prendre une place de plus en plus large, presque exclusive.

L'incision en deux temps fut pratiquée d'abord par Bégin (5), chirurgien au Val-de-Grâce en 1830. L'opération était ainsi réglée : On faisait sur la partie saillante de la tumeur une incision allant jusqu'au péritoine inclusivement ; on pansait avec un linge cératé,

---

(1) Lassus. *Journal de Corvisart*, t. I, p. 121, an IX. In Davaine. *Loc. cit.*, p. 61.

(2) Voir Davaine. *Loc. cit.*, p. 620, 621.

(3) Briançon. Thèse de Paris, 1828, n° 216, p. 16.

(4) Davaine. *Loc. cit.*, p. 621. Obs. de Devilliers père, *Rev. franç. et étr.*, 1849, t. III, p. 325 ; de Otto Veil. Dissert. inaug., Halis, 1845 ; de Otto Rietzau, Diss. inaug., Regiomonti Borussorum, 1843. ; de Moutet, *Mém. de méd. et de chir.*, 3° série, Montpellier, 1872.

(5) Bégin. *Journal hebdomadaire*, t. 1, 1830.

suivant l'usage du temps ; quelques jours plus tard, lorsqu'on supposait l'inflammation adhésive suffisante, on procédait à l'incision du kyste. Bégin obtint ainsi des guérisons.

Velpeau, en 1844, ouvrit un kyste hydatique du foie par la méthode en deux temps sur un malade du service de Rayer, à la Charité. « Après avoir fait une ponction exploratrice au moyen d'un trocart extrèment fin, ponction qui donna issue à un liquide mucilagineux, Velpeau incisa les téguments jusqu'au péritoine ; il porta le doigt au fond de la plaie et sentit manifestement la fluctuation. La plaie fut pansée *avec la charpie*, et, depuis le 2 décembre jusqu'au 6, rien de nouveau ne fut tenté. Velpeau, pensant alors que des adhérences avaient eu le temps de se former, procéda au second temps. Un bistouri à lame étroite fut plongé dans la tumeur fluctuante qu'on sentait au fond de la plaie et aussitôt un flot d'un liquide jaunâtre très abondant s'élança par l'ouverture... » Une mèche fut placée dans la plaie et des injections détersives furent pratiquées. Des accidents locaux sérieux se manifestèrent et le malade succomba.

A l'autopsie, on constata qu'il y avait plusieurs kystes ; deux d'entre eux, qui communiquaient ensemble, avaient été ouverts ; les autres étaient intacts, renfermaient des hydatides et des débris de membranes (1).

Jarjavay a modifié le procédé de Bégin en ce que le premier temps l'incision abdominale, s'arrête à la surface externe du péritoine au lieu de l'ouvrir. « Arrivé au péritoine on garnit de charpie le fond de la plaie dont l'étendue longitudinale, parallèle à l'axe du corps, est de 5 cent. » Cinq jours après, la plaie pansée tous les jours avec la charpie est découverte ; une ponction, puis une incision ouvrent la collection kystique. Au bout d'un mois ou un peu plus le kyste ne renfermait plus qu'un quart de litre de liquide injecté au lieu d'un litre et demi qu'il contenait dans les premiers jours (2).

L'observation de Jarjavay paraissait assez extraordinaire en 1850, pour que le rédacteur de la *Gazette des hôpitaux* eût l'idée d'inviter le public médical à aller voir le malade. C'est dire que les opérations de ce genre se pratiquaient rarement. On a rapproché sans raison des cas précédents une observation de Russel, dans laquelle on voit qu'un très gros kyste du foie fut incisé comme un abcès. « A la sollicitation du malade, et *presque convaincu de*

<hr>

(1) RAYER et VELPEAU. *Bulletin général de thérapeutique*, 1844, t. XXVI, p. 58.
(2) JARJAVAY. *Gazette des hôpitaux*, 1850, n° 89, p. 353 et n° 100, p. 397.

« l'existence d'un liquide dans la tumeur, Russel fit une incision de
« deux pouces de longueur entre l'ombilic et l'appendice xiphoïde,
« sur le point le plus saillant. Après l'ouverture des téguments et
« d'un kyste mince, il s'échappa une flot considérable d'hydatides
« parfaitement formées qui continua pendant longtemps à l'aide
« d'une douce pression. » Ce malade était presque guéri au bout de
cinq mois. Cette opération de Russel, n'étant pas prévue, ne fut pas
réglée (1).

Tandis que la méthode de Récamier tendait à se faire adopter par
un grand nombre de chirurgiens, tandis que les autres méthodes
de la ponction et de la sonde à demeure prenaient aussi une place
importante dans la pratique, l'incision n'était faite que rarement,
à titre exceptionnel.

Il fallait l'influence des nouvelles doctrines chirurgicales et celle
des succès de la laparotomte pour l'extirpation des tumeurs abdominales, pour y ramener les chirurgiens. Encore n'est-ce qu'avec
timidité, avec une sorte de réserve d'abord quelle a commencé à
renaître entre les mains de Volkmann, sous la forme du procédé
en deux temps. Mais à peine quelques observations nouvelles ont-
elles été publiées, que la méthode en deux temps a été discutée,
et que beaucoup lui ont préféré l'opération en une seule séance
avec suture du péritoine. Aujourd'hui la même tendance s'accentue
et à mesure que l'incision se vulgarise, c'est à l'incision en un
temps que l'on a recours de plus en plus. C'est le retour au procédé de Récamier, de 1826 ; mais aujourd'hui on suture le péritoine et on fait des pansements antiseptiques.

L'absence de ces deux dernières modifications rendait l'opération
extrêmement dangereuse autrefois, au point de justifier les con-
damnations dont elle était l'objet de la part de presque tous les
chirurgiens.

Ce qui veut dire que l'incision en elle-même est la partie la moins
importante de l'opération. C'est dans la suture et dans le pansement que sont les origines des désastres ou des succès.

B. — Période moderne.

1° Procédé de l'incision en deux temps. — Dans un cas où
Volkmann appliquait la méthode de Simon pour opérer un kyste
hydatique du foie, il avait observé que les adhérences péritonéales

(1) Russel. *Dublin Journal of the med. sc.*, nov. 1837. *Arch. gén. de méd*, 1838,
t. I, p. 106.

manquaient dans l'intervalle des deux trocarts implantés dans le kyste. L'inflammation adhésive s'était limitée autour des deux canules, et ne s'étendait pas assez loin pour que le péritoine fût fermé, au moment de l'incision au bistouri entre les deux orifices. Le malade guérit, mais Volkmann n'en jugea pas moins le procédé de Simon comme infidèle et abandonna l'usage des trocarts pour donner sa préférence à l'ancien procédé de Bégin.

Sa première opération par incision d'emblée, fut pratiquée le 21 septembre 1876. En voici le compte rendu résumé (1) :

Il s'agit d'une jeune fille de 16 ans, qui porte un kyste hydatique dans l'hypochondre droit. Le 21 novembre 1886, la malade étant endormie, une incision de 8 centimètres, située à trois travers de doigt du rebord costal, sur la saillie de la tumeur, divise les différentes couches de la paroi abdominale jusqu'au péritoine inclusivement. On applique un pansement antiseptique maintenu par un bandage serré.

Le neuvième jour, 1er décembre, le kyste est ouvert par incision. Volkmann fait observer que le parenchyme hépatique est à peu près insensible sous le bistouri ; par conséquent le second temps de l'opération peut-être exécuté sans anesthésie : ce qui est un avantage très appréciable, car on évite ainsi les vomissements chloroformiques, et, par suite, le danger de rompre les adhérences péritonéales, encore peu solides.

Dans le cas de Volkmann, l'incision comprenait un demi-centimètre d'épaisseur dans le tissu hépatique ; elle fut à peine douloureuse. Le kyste fut vidé et lavé ; un tube à drainage fut placé dans la plaie, et un pansement antiseptique la recouvrit.

Les jours suivants, il y eut une ascension de température, 40° et 39°.

Le 17 décembre, il n'y avait plus de fièvre ; le 17 janvier la malade sort avec une plaie granuleuse. Au milieu de février, la guérison est parfaite.

Le foie a repris son volume normal.

L'opération de Volkmann eut un grand retentissement en Allemagne ; les observations nouvelles ne se firent pas attendre longtemps et M. Poulet (2) a pu réunir en 1886, douze observations avec de très heureux résultats, 11 guérisons et 1 mort. Dans ce dernier cas, la mort survint tardivement dans la période fistuleuse avec de l'albuminurie ; la méthode de traitement ne peut donc être incriminée, en sorte que la statistique se compose exclusivement de succès.

Cependant on ne s'en tint pas longtemps au procédé Bégin-

(1) Turc. *Thèse de Paris*, 1881, et Ranke. VIe *Congrès des chirurgiens allemands*, 1877.

(2) Poulet. *Revue de chir.*, 1886, n° de juin.

Volkmann ; et, en effet, il reste dans cette manière d'opérer en deux temps quelque chose qui relève des procédés anciens ; elle est toujours inspirée par ce besoin autrefois universellement éprouvé de ne pas ouvrir le péritoine, de ne pas le toucher à moins qu'il ne soit préalablement adhérent, et, comme dans le procédé des caustiques, comme dans celui de la sonde à demeure, on ne voit pas ce que l'on fait ; on abandonne à une réaction inflammatoire provoquée le soin de produire les adhérences, au lieu de les constituer directement : en un mot on ne songe pas à la suture, on n'imite pas non plus ce qui se fait maintenant et depuis déjà longtemps pour les tumeurs abdominales en général, on n'essaie pas la suppression du kyste, son extirpation totale ou partielle. L'incision en un temps, la laparatomie large avec exploration de la tumeur par la cavité péritonéale, si celle-ci est libre, et enfin l'extirpation devaient vite succéder à la méthode en deux temps, ou du moins se mettre en concurrence dans l'état actuel de la chirurgie abdominale, et c'est ce qui est arrivé. Il reste à montrer que la pratique nouvelle est un progrès, et dans qu'elle mesure elle l'est.

2° *Procédé de l'incision en un temps.* — Nous ne désignons pas d'une manière générale par le terme de laparotomie, l'incision des kystes hydatiques du foie par l'abdomen. A notre avis, cette appellation ne doit pas désigner tous les cas où l'on incise la paroi abdominale et le péritoine. S'il en était ainsi, toutes les kélotomies avec ouverture du sac, toutes les opérations d'anus contre nature par le procédé iliaque seraient, au même titre, des laparotomies. Or cette acception n'est pas celle que l'usage a faite jusqu'ici. Nous continuerons à désigner sous le nom de procédé de l'incision proprement dite, celui qui consiste à inciser la paroi abdominale et le péritoine, puis le kyste lui-même sur le même plan de section, reservant pour la laparotomie les cas dans lesquels on ouvre plus largement le péritoine, dans le but d'explorer la tumeur avec la main ou *de visu*, et de tenter, s'il y a lieu, la résection ou l'extirpation. Si nous voulions employer des termes spéciaux nous dirions : *kystotomie*, au lieu d'incision de la paroi abdominale et du kyste hépatique, et *hystectomie*, au lieu d'extirpation du kyste après ouverture du péritoine. Ces deux mots qui sont à peine des néologismes auraient l'avantage d'abréger le langage et de marquer dans les termes une distinction qui existe dans la pratique. L'expression d'hépatotomie quelquefois employée est impropre, attendu qu'on ne se propose pas d'inciser le foie et qu'on ne l'incise qu'éventuellement, dans les seuls cas où le kyste est inclus dans le tissu hépatique.

De l'incision en un temps proprement dite ou kystotomie.

Nous avons dit qu'en Allemagne, aussitôt après les premières opérations en deux temps de Volkmann, des modifications furent apportées au procédé. Tandis que certains chirurgiens, Heusner, Lihotsky, etc., continuèrent à suivre la pratique qui avait donné les premiers succès, d'autres firent l'ouverture directe comme avait fait une fois Récamier, mais avec les précautions antiseptiques.

Il n'y a aucune espèce d'intérêt pour nous à savoir si ce fut Lindemann qui fut le premier à imaginer cette modification opératoire, ou bien si ce fut Sänger. Et examinons seulement comment ils procèdent.

Lindemann (1) fait son incision, soit sur la ligne médiane, soit sur la saillie de la tumeur, selon les cas. Arrivé à la surface du kyste, il passe à l'aide d'une longue aiguille courbe, de chaque côté de la plaie, un fil de catgut ainsi disposé : ces fils traversent de la surface vers la profondeur la paroi abdominale et le kyste, puis par un trajet inverse reviennent de la cavité à l'extérieur. Les deux orifices de chacun d'eux sont voisins des deux extrémités de la plaie. On forme ainsi deux anses de catgut, latérales et parallèles à la plaie ; en tendant leurs extrémités, on applique la paroi du kyste ou la surface du foie à la paroi abdominale et, en soulevant modérément, on ferme pour le moment le péritoine. Cela fait, Lindemann incise le kyste entre les deux anses soulevées par un aide, il vide le kyste et le lave. Puis des sutures réunissent les bords de la plaie abdominale aux bords de l'ouverture kystique, trois fils sont ainsi placés de chaque côté et deux à chaque extrémité. Le péritoine étant fermé, il reste à installer le drainage et à protéger la plaie par un pansement antiseptique.

Landau (2) (1880), après avoir incisé la paroi, et mis à découvert la surface du kyste, passe également deux catguts à travers le kyste et la paroi abdominale, mais il les place aux deux extrémités de la plaie. A l'aide de ces anses, il soulève le kyste, l'attire à l'extérieur, afin d'éviter toute souillure du péritoine. Ensuite il ponctionne le kyste avec un appareil aspirateur, il l'incise, le vide, le lave, établit des sutures sur tout le pourtour de l'incison entre le kyste et la paroi. Enfin il draine et panse antiseptiquement. Dans les manœuvres que l'on fait subir aux anses de catgut pour fixer le

---

(1) PUKY. *Arch. de Langenbeck*, 1885, t. 31, p. 101.
(2) LANDAU. *Berl. Klin. Wochensch.*, 1880, p. 93.

kyste et pour l'attirer à l'extérieur, la paroi transpercée résiste
assez bien, dit Landau. Nous croyons que cette résistance est, en
effet, réelle lorsque le kyste est encore recouvert par du tissu hépatique, mais si le kyste est à nu sous le péritoine, sa paroi est
friable ; il ne faut plus compter sur la sécurité de l'emploi des anses
de Lindemann et de Landau.

OBS. de LANDAU. (*Berliner Klin. Wochenschrift*, 1880, n°s 7 et 8,
p. 93 et 107.)
Fille de 12 ans, kyste hydatique volumineux du foie, ponction ex-
ploratice avec l'appareil de Dieulafoy.
Le 23 septembre. Opération. Incision sur la ligne médiane, longue
de 6 centimètres, jusqu'à la surface du foie. Pas d'adhérences.
Ponction du foie. Suture posée à l'angle inférieur de la plaie entre
le kyste et la paroi. Fil de catgut passé à l'angle supérieur mais non
noué. Incision.
Ligatures autour de la plaie pour arrêter le sang. Evacuation complète et lavage ; suture au pourtour de la plaie. Drains, pansement
de Lister. L'opération a duré 1 h. 1/4. Le 17 novembre guérison sans
fistule.

La ponction du kyste avant son incision large, a pour but de
détendre la poche, d'éviter le danger de sa rupture et celui de
l'irruption du liquide dans le péritoine. Il devient aussi plus facile
d'attirer la paroi du kyste vers la plaie, dans le cas où l'on vou-
drait faire de suite les sutures avant le lavage.
Il nous suffirait déjà d'avoir indiqué les deux variantes précédentes du procédé opératoire. Voici cependant deux observations
résumées de Leisrinck, de Hambourg, dans lesquelles la kystotomie
est encore modifiée :

OBS. LEISRINCK (résumée). — Homme de 36 ans, porteur de deux
kystes isolés.
1re *opération*, le 5 octobre 1882. — Ponction exploratrice qui retire
50 centimètres cubes d'un liquide limpide contenant des crochets.
Une incision de 4 centimètres met à découvert la surface du foie.
Des sutures sont aussitôt appliquées tout autour de l'ouverture entre
le foie et la paroi abdominale. Cela fait, avant l'incision hépatique,
une ponction aspiratrice vide en partie le kyste ; puis la poche est
ouverte, le reste du liquide est évacué avec quelques hydatides.
Lavage, drainage, pansement antiseptique.
2e *opération*, le 23 novembre 1882. — Incision de 6 centimètres pour
découvrir le second kyste. On trouve des adhérences péritonéales.
Suture de la paroi avec le kyste, pansement à la surface de la plaie.
L'incision du kyste est faite le 28 octobre, par une incision de deux
centimètres, qui donne issue à 5 litres de liquide et quelques hydatides.
Drainage et pansement. Il est établi que les deux kystes communi-
quent. Guérison le 21 décembre 1882.

Obs. Leisrinck (de Hambourg) (résumée). — Opération le 29 août 1882. Incision de la paroi abdominale jusqu'au péritoine. Pansement.

Incision du kyste, le 2 septembre, longue de deux centimètres.

Sortie de l'hôpital, le 23 octobre, puis rentrée. Une fistule biliaire laisse écouler 30 cent. cubes de bile par heure. Le malade s'affaiblit Les selles sont décolorées, la peau ictérique ainsi que les urines.

Leisrinck dilate la fistule et la tamponne avec de la gaze iodoformée. L'ictère ne tarde pas à diminuer et les selles se colorent.

Nouveau tamponnement de la fistule, le 3 novembre.

Le 7 novembre, il n'y a plus d'ictère, les selles sont normalement colorées.

Le 25 novembre, apparaît un érysipèle.

Le 6 décembre, ouverture d'un nouveau kyste. La guérison est obtenue à la fin de janvier de l'année suivante.

Ces deux observations présentent quelques points à noter. Dans la première, Leisrinck fait deux opérations successives presque indépendantes, la première, suivant le procédé de Lindemann, la seconde, suivant celui de Volkmann. La seconde observation montre encore une ouverture en deux temps (procédé de Volkmann) à 4 jours d'intervalle. Le traitement efficace d'une fistule biliaire grave par la dilatation et le tamponnement à l'aide de la gaze iodoformée en est le fait le plus intéressant.

Puky publie de son côté (1) une observation à rapprocher des précédentes. A cause de la complexité des faits, elle mérite d'être rappelée dans tous ses éléments principaux.

Obs. Puky. — Il s'agit d'une femme de 33 ans, veuve, couturière qui a eu autrefois des fièvres intermittentes, et qui vient se faire traiter pour des kystes hydatiques du foie et de l'abdomen. La tumeur existe depuis six ans. Les urines contiennent de l'albumine, du pus et des cylidres hyalins.

Le 23 septembre, 1883. Ponction du kyste avec l'appareil de Dieulafoy. 1300 grammes de liquide.

Le 2 octobre 1883. Ponction du ventre, 1/2 litre de liquide contenant de la graisse et de la cholestérine.

Le 27 octobre. Ponction du kyste (appareil Dieulafoy), 240 gr. de liquide.

Le 28 octobre. 1re opération :

Incision de 12 centim. sur la ligne blanche, le kyste est adhérent. Incision de 3 centim. sur le kyste. La cavité est vidée, puis l'incision agrandie. On compte 5,500 acéphalocystes et il en reste encore. Le kyste s'étend vers la droite profondément, et en bas jusque sur le fond de l'utérus que la main sent à travers la paroi du kyste. On pose 30 points de suture du kyste avec la paroi abdominale. Pansement avec le krülgaze et la tarlatane phéniquée. Les jours suivants, il n'y

(1) Puky. *Arch. de Langenbeck*, 1885, t. 31, p. 101.

a pas de fièvre. Pansement renouvelé trois jours après ; puis le pansement est changé tous les jours (acide phénique ou chlorure de zinc). Au bout de quelques jours, 4 ou 5, apparaît de la fièvre, elle est attribuable à l'inflammation du second kyste.

2ᵉ opération, 8 jours après la première : incision de 9 centim. à deux travers de doigt au-dessous du rebord costal jusqu'au péritoine. Ponction exploratrice sans résultat. La plaie est fermée par des sutures.

Deuxième incision sur la ligne médiane, mais obliquement vers la droite à partir de l'appendice xiphoïde, ponction exploratrice. Un fil est passé en anse au travers du kyste pour le soulever, suture du kyste avec la paroi. Ensuite incision de la poche. Issue d'un liquide purulent et de vésicules. Un kyste contenu dans la cavité présente une enveloppe glutineuse. La cavité, dans son ensemble, présente le volume d'une tête d'enfant. Lavage au thymol, application d'un drain sans trous. Pendant l'opération, l'ancienne plaie est protégée par un pansement. Pas de vomissements : ce que l'auteur attribue à l'emploi du chlorométhyle comme anesthésique. L'incision inutile guérit par première intention. Les drains sont enlevés le 14 décembre, et la guérison est obtenue quelques jours après.

Le kyste de l'abdomen guérit beaucoup plus tard, 10 semaines après l'opération.

Cette observation est encore remarquable par l'existence simultanée de deux kystes et par la succession à bref délai de deux opérations importantes sur le même malade sans la moindre complication.

Quand il est utile de pratiquer une ponction exploratrice, il faut le faire avant toute incision ; on peut même laisser pour plus de sûreté le trocart en place et faire passer l'incision par le trajet de la ponction. L'auteur aurait évité une incision blanche par une ponction préalable.

Nous relevons en passant ce fait signalé dans d'autres observations, qu'après l'ouverture d'un premier kyste, un autre kyste voisin quoique indépendant s'enflamme et suppure. Nous allons retrouver cette même particularité dans une observation également complexe que nous avons relevée dans le service de clinique de notre maître, M. le Prof. Le Fort, à l'hôpital Necker.

Obs. — Recueillie dans le service de clinique chirurgicale du professeur Le Fort.

G..., garçon boucher, âgé de 28 ans, entre à l'hôpital Necker, salle St-Pierre, nº 12, le 6 janvier 1886.

Il habite Paris depuis cinq ans, il a perdu son père âgé de 38 ans, à la suite d'une affection dyspnéique aiguë. Sa mère est morte à 40 ans, après une maladie de l'estomac, qui avait duré 15 ans et pendant laquelle elle était devenue un peu jaune.

<table>
<tr><td>M.</td><td>4</td></tr>
</table>

Depuis l'âge de 15 ans jusqu'à 20 ans, le malade a éprouvé des troubles dyspeptiques. De temps à autre, les digestions étaient difficiles, lentes, douloureuses. Parfois, il survenait des vomissements bilieux, mais l'état général était peu troublé.

Vers la même époque, des épistaxis abondantes se sont produites pendant l'été seulement. A 20 ans, une blennorrhagie légère ; depuis lors aucun trouble urinaire.

Le 13 septembre 1883, le malade étant à cheval fut jeté violemment contre un arbre. La chute se fit probablement sur le ventre. Pendant deux jours, ils y eut perte de connaissance complète, puis le ventre devint douloureux (sangsues, ventouses scarifiées). Le malade dut rester quinze jours au lit, et les douleurs abdominales se prolongèrent encore beaucoup plus longtemps.

En janvier, survient un embarras gastrique qui dure quinze jours.

Février 1885. Le malade s'aperçoit que son ventre grossit, d'abord sans occasionner de douleur. L'augmentation de volume siège surtout dans les flancs et les fosses iliaques.

Mai 1885. Il souffre de chaque côté du bas-ventre, et ses douleurs s'accentuent ; il s'y joint des nausées, des aigreurs après les repas.

13 juillet. Entrée à l'hôpital Necker (service de M. le Prof. Potain). Il se plaint de l'augmentation de volume de son ventre et d'une sensation de pesanteur dans les fosses iliaques, puis de douleurs entre les épaules surtout au réveil le matin.

11 août. Première ponction dans le flanc droit, 4 litres de liquide jaune clair sont retirés. Le liquide au repos forme une énorme croûte au fond du récipient. Le malade rentre chez lui amélioré.

21 septembre. Deuxième ponction faite en ville par le Dr Marey. Elle retire 4 litres de liquide gris. De violentes douleurs se produisent les jours suivants dans le flanc droit.

Vésicatoire. Le malade maigrit.

21 octobre. Nouvelle entrée à l'hôpital Necker. Le ventre redevenu très volumineux, mesure 102 centimètres de tour ; les jambes sont œdémateuses.

Le 27. Une ponction retire 5,250 grammes de liquide vert, épais. Depuis cette époque la tuméfaction s'est reproduite mais moindre qu'auparavant (teinture de scille XX gouttes, pendant quatre jours). La circonférence du ventre tombe de 102 à 97 centimètres. Le malade ne souffre pas, se trouve assez bien, mais son teint jaunit passagèrement et ses matières fécales se décolorent « comme de la cendre » (bromure de potassium, 2 gr. pendant cinq jours).

Le malade est transféré du service de M. Potain dans celui de M. Le Fort.

Etat actuel, le 6 janvier 1886.

Le ventre est développé, dans sa moitié sus-ombilicale principalement ; les côtes inférieures sont déjetées en dehors et la base de la poitrine est élargie à droite. Sur la ligne médiane, au-dessous de l'appendice xiphoïde, on remarque deux petites saillies soulevant à peine la paroi, sur une étendue longue comme la main et suivant le mouvement du diaphragme.

La région de l'hypochondre droit est développée et saillante d'une façon uniforme sans relief, ni dépression. Cette tuméfaction dépasse de trois travers de doigt la ligne médiane vers le côté gauche et s'étend à mi-distance de l'ombilic et du pubis. Cicatrice ombilicale déplissée.

A la palpation, on sent nettement les deux saillies de la région épigastrique, rénitentes et molles. La partie droite de l'abdomen ne se laisse pas déprimer et donne un son mat à la percussion ; l'hypochondre, le flanc et la fosse iliaque du côté gauche sont dépressibles et sonores.

Dans la partie droite, existe une poche fluctuante qui ne se déplace pas quand le malade se couche sur le côté opposé.

La limite supérieure du foie n'est pas élevée.

On trouve dans l'hypochondre gauche, sur la ligne mammaire, une petite tuméfaction dure, arrondie, du volume d'une noix ; un peu plus en dehors en existe une autre plus nette, arrondie.

Circonférence du ventre, 98 centim. au-dessus de l'ombilic.

    —   —   97   —   au niveau de l'ombilic.

Distance de l'ombilic à l'appendice xiphoïde, 18 centim.

    —   —   au pubis.............. 16   —

A cause des trois ponctions antérieures, il est jugé inutile de pratiquer une ponction exploratrice. Le liquide a été examiné dans le service de M. Potain ; il ne contenait pas de crochets.

Opération, le 12 janvier 1886.

M. le Prof. Le Fort pratique à cinq cent. au-dessus de l'ombilic sur la ligne blanche, une incision de 8 cent. Il arrive, couche par couche, à la surface du kyste qui est adhérent.

A ce moment le malade qui est endormi par le chloroforme se met à vomir, le kyste se rompt sous l'influence de la tension du ventre dans les efforts, et projette à une distance de plusieurs mètres un jet de liquide mêlé d'innombrables vésicules hydatiques intactes ou détruites. Le doigt de l'opérateur appliqué sur l'orifice arrête l'écoulement et contient l'épiploon qui tend à sortir en haut et à gauche dans la plaie.

Des sutures sont appliquées autour de la plaie entre la paroi abdominale et la paroi kystique.

Ensuite le kyste est vidé le plus complètement possible.

La main introduite dans la cavité détache des quantités énormes de débris d'hydatides.

Après un lavage très abondant, deux drains sont placés dans la plaie et on fait le pansement.

M. Le Fort avait commencé son opération avec le plan arrêté de découvrir la collection, de l'explorer et de l'extirper en partie, s'il était possible.

Mais l'existence des adhérences rend ce projet inexécutable.

Le 13. Le malade n'a pas beaucoup souffert dans la journée après l'opération. La nuit, vomissement bilieux.

Pas d'écoulement extérieur, le pansement est seulement mouillé avec l'alcool camphré. On laisse les drains. Pouls, 96. Extrait théb., 0,10 centigrammes.

Le 14. P. 84. Faciès normal. Ventre douloureux à gauche ; les petites tumeurs épigastriques ne sont plus sensibles. Pansement renouvelé. Les pièces du premier pansement sont teintées de bile. Il sort encore des hydatides. A la fin du lavage un peu de bile. Potion, 30 gr. de sirop de morphine.

Le 15. Pansement souillé de liquide jaunâtre, filant, épais. Le soir douleurs, coliques, injection de morphine. Le ventre est un peu ballonné.

Le pansement est renouvelé chaque jour, pas d'incident remarquable. Il sort encore quelques hydatides.

Le 20. Une sonde à double courant ramène un liquide coloré en jaune, et quelques hydatides.

Urine peu abondante orangée, couleur de pus. Meilleur état général. Ventre toujours ballonné, pas de coliques.

Le 22. Hier petits frissons, faiblesses, sueurs, quelques coliques, le pus du pansement ne contient pas de bile. P. 92. T. 38°,8.

Le 28. Quelques légers frissons. T. 39°,8. Pus abondant dans le pansement. Issue d'hydatide, et, après elles, 200 grammes de pus.

4 février. Exploration de la poche avec le long stylet de M. le Prof. Le Fort.

Dans le sens horizontal et transversal .... 18 cent.
Vers la fosse iliaque........................ 10 —
Vers la crête iliaque....................... 13 —
Vers le foie............................... 5 —

Peu de pus au lavage.

Le 5. Le lavage ramène des débris filamenteux qui paraissait être des vestiges de la membrane kystique.

Le 11. Mensuration :

Direction horizontale...................... 16 cent.
Vers la fosse iliaque...................... 8 —

La cavité peut contenir 150 gr. de liquide. Le lavage ramène une hydatide.

Le 13. Il sort des débris membraneux jaunâtres.

Le 14. Dans la fosse iliaque droite, au-dessus de l'arcade crurale, est une tumeur arrondie du volume d'une petite orange, dure, douloureuse à la pression.

Le malade s'en est aperçu depuis deux jours.

Le lavage ramène encore des débris membraneux.

Le 17. Hier deux selles jaunâtres, contenant du sable, au dire du malade. Même tuméfaction iliaque.

Le 27. On ne peut faire pénétrer que 50 grammes de liquide. Longueur du trajet, transversalement, 14 centimètres.

Le 1er mars. Le stylet pénètre à 22 centimètres dans la direction du bord postérieur du foie.

Le 19. Le trajet est très rétréci, mais reste profond de 21 centimètres.

Le 24. Injection de teinture d'iode. Le malade souffre un peu dans la journée.

Le 25. La suppuration est plus abondante.

Le 5 avril. Le stylet pénètre à 20 centimètres vers le bord postérieur du foie, obliquement en haut et en dehors.

Le 7. Malaise hier. Douleur surtout à droite. T. 39°, 2.

Le 8. Même malaise. Langue blanche, frissons et sueurs.
S. T. 40°,2.

Le 11. Même malaise. Le soir à 6 h. grand frisson.

Le 12. Hier et aujourd'hui un peu de bile dans le pansement.
Les bords de la plaie sont tuméfiés, l'abdomen un peu tendu. Urines
très rouges.

Le 13. Même état, frisson le soir, ventre ballonné.

Le 14. Frisson le matin pendant la visite.

Le 15. Le frisson et la fièvre ont continué. La plaie s'est élargie
par aplatissement des bourgeons charnus, suppuration plus abondante et écoulement d'un liquide brunâtre biliaire. Sulfate de qui-
nine, 0,60. Bain tiède quotidien.

Le 19. Même état, ventre moins ballonné.

Le 22. On constate à la partie supérieure de la plaie une petite
fistule par laquelle s'écoule un liquide louche et séro-purulent quand
on comprime de haut en bas.

Le 25. Amélioration notable, même fistule, impossible d'y introduire un stylet.

Le 30. En levant le pansement on trouve dans la plaie une petite
masse blanchâtre membraneuse et chiffonnée qui apparaît à l'orifice
de la fistule précédemment mentionnée. Par une douce traction on
attire lentement cette membrane plissée qui sort tout entière. Der-
rière elle, s'écoule un flot de pus fétide. L'orifice qui laisse passer
tout cela, est fort étroit; on n'y passe que la pointe d'une pince de
Lister. La membrane retirée, n'est autre qu'une membrane
hydatique.

1er mai. Amélioration notable depuis hier. Un peu de pus sort
encore par la fistulette supérieure. La fièvre est tombée. Un kyste
hydatique voisin de la plaie et suppuré a fini par s'ouvrir par une
petite fistule, c'est l'origine des phénomènes fébriles observés depuis
plus de 15 jours.

Le 6. Le stylet pénètre encore à 21 centim. dans le trajet.

Le 20. On pénètre à 16 centim. L'orifice superficiel commence à se
déprimer en ombilic.

Le malade sort non complètement guéri; il reste un trajet fistuleux.

Cette observation montre d'abord à quel point peut être incertain
le diagnostic d'un kyste hydatique de la région du foie. Malgré
deux ponctions, M. le Prof. Potain avait rejeté l'idée d'un kyste
hydatique, et il pensait avoir affaire à une collection d'origine
traumatique.

La remarque de Volkmann, touchant le danger des vomissements
chloroformiques au moment de l'opération, s'est trouvée ici confirmée. Les efforts du malade non seulement ont déterminé la
rupture du kyste et l'issue du contenu en jet, mais ils ont aussi
compromis les adhérences du péritoine et mis cette séreuse en
danger d'être souillée par le liquide.

La suppuration d'un petit kyste voisin du kyste principal et donnant lieu à une série d'accidents d'abord difficiles à interpréter et cela durant trois semaines, est aussi un fait à relever. Nous avons déjà vu dans l'observation de Puky un kyste du foie suppurer après l'ouverture d'autres kystes de l'abdomen.

Dans un cas pareil, après que, l'incision faite, les adhérences solides des kystes ont été constatées, on ne peut en aucune façon conserver le projet d'essayer un degré quelconque d'extirpation de l'énorme poche qui remplit en grande partie l'abdomen.

Enfin un problème reste à résoudre, celui du traitement efficace de cette fistule biliaire de 22 centim. de profondeur.

C'est à cet observation que M. le Prof. Le Fort a fait allusion. et c'est elle qu'il a rapportée sommairement à la Société de chirurgie, le 17 février 1886, au cours d'une discussion sur le traitement des kystes hydatiques du foie. Il avait commencé l'opération avec le projet d'extirper le kyste, mais en face des adhérences péritonéales « j'hésitai, dit-il, à faire l'ablation du kyste par crainte de rencontrer de trop nombreuses adhérences, j'ai simplement suturé les bords de l'ouverture kystique à la paroi abdominale. Les hydatides se comptaient par milliers ; elles étaient accolées à la paroi du kyste et il a fallu les détacher avec les doigts. Pendant une huitaine de jours l'élimination s'est faite par l'ouverture. Aujourd'hui la poche est très réduite ; elle ne contient plus que 120 gr. de liquide. La ponction avec le gros trocart n'eût certainement pas permis la sortie de toutes les hydatides ». Les observations de kystotomie simple ne sont pas encore nombreuses en France. Mais elles ont été publiées depuis trois ou quatre ans seulement ; il n'est pas douteux qu'elles ne se multiplient promptement. Rappelons d'abord une observation de M. Richelot (1).

OBS. RICHELOT (résumée). — Homme de 46 ans, porteur d'un kyste hydatique du foie, ponctionné par M. Terrier, le 18 juillet 1885. La ponction avait donné un liquide puriforme, M. Richelot se décide « à « faire l'incision large de la paroi abdominale pour aborder la paroi « kystique, l'explorer *de visu* et la traiter suivant les circonstances ».

Le 27 août. Le malade se trouve dans un bon état général. Le kyste récidivé depuis la ponction semble se détacher de la face inférieure du foie, descendre à deux travers de doigt au-dessous de l'ombilic et remplir l'hypochondre gauche ; fluctuation manifeste.

« Le 27 août, je fais, sur la ligne blanche, une incision de 10 cent. qui descend de 4 cent. au-dessous de l'ombilic. J'arrive peu à peu sur le kyste et je le trouve adhérent à la paroi abdominale ; avec le

(1) *Bull. et mém. de la Soc. de chirurgie*, 25 nov. 1885, p. 795.

doigt, je décolle les adhérences dans une faible étendue et je constate qu'elles sont très intimes et semblent régner sur une grande surface ; alors je m'arrête.

Si j'avais eu affaire à un kyste sans adhérences j'aurais tiré la poche au dehors, pour la vider en protégeant le péritoine avec des éponges, en exciser une partie et suturer le reste à la paroi abdominale comme on le fait dans une ovariotomie incomplète. Mais la tumeur adhérait fortement et d'autre part son volume n'était pas si excessif que je ne pusse espérer le retrait et la guérison dans un temps limité après évacuation pure et simple. Dans ces conditions, je ne me crus pas obligé de rompre les adhérences quand même et d'ouvrir le péritoine ; je me bornai à faire au kyste une longue incision et je procédai à l'évacuation aussi complète que possible. Un litre de liquide puriforme et jaunâtre s'écoula ainsi ; j'explorai avec le doigt, j'introduisis des éponges montées, je saisis des vésicules avec des pinces ; en un mot je fis d'emblée un nettoyage plus exact que ne l'aurait permis l'ouverture avec le gros trocart. Injection de sublimé, suture de la paroi aux lèvres de la plaie abdominale, deux gros tubes à drainage, pansement antiseptique. »

Les suites sont très simples : apyrexie complète, bon état général. Pansement renouvelé tous les deux jours, sans nouvelle injection, jusqu'au 5 septembre ; il coulait un peu de liquide jaunâtre, bilieux, non purulent. « Puis une multitude de vésicules s'étant mises à sortir avec du liquide puriforme, toujours teinté en jaune, on fit tous les jours une injection de sublimé.

Le 1er octobre, la poche est devenue très petite ; à partir du 15, il ne sort plus d'hydatides, la suppuration est tarie, je retire les drains. »

Le 31 octobre, le malade sort avec une plaie en surface, mais il se refait une fistule. Le traitement a duré deux mois. Le malade est encore obligé de faire quelques pansements, il a repris ses occupations et sa vie ordinaire.

Cette observation n'a pas besoin de commentaires. M. Richelot fait l'incision simple et large, faute de pouvoir faire l'extirpation.

Comme dans l'observation précédente de M. Le Fort, malgré l'incision large, le nettoyage n'est pas complet. Quelques vésicules y restent contenues pour ne sortir que plus tard et cependant le kyste était moins gros.

Enfin, bien que le kyste soit beaucoup moins ancien, il reste une fistulette persistante.

Huit jours après la communication de M. Richelot, une autre observation est apportée à la Société de chirurgie par M. Monod (1).

Obs. Monod. — Une jeune fille de 18 ans, porte un kyste volumi-

(1) *Bull. et mém. de la Soc. chir.*, 1885, 2 décembre, p. 808.

neux du foie, datant de plusieurs années et déjà plusieurs fois ponctionné. La tumeur fait une saillie manifeste à l'épigastre.

Opération, le 12 novembre 1885. La tumeur est mise à nu par une incision de la paroi abdominale et du péritoine, longue de 7 à 8 centim. Une ponction faite avec le plus gros trocart de l'appareil Potain, permet de retirer un litre et demi de liquide clair. La paroi du kyste affaissé peut alors être attirée dans la plaie et largement incisée, sans qu'une goutte de liquide s'écoule dans le péritoine. Les bords de cette incision formés, par le tissu hépatique, saignent assez abondamment. Des pinces appliquées sur tout le pourtour arrêtent immédiatement cet écoulement. Le kyste est vidé très facilement (15 vésicules filles, liquide cristal de roche). La membrane germinative est amenée tout entière. La contenance du kyste est de deux litres au minimum.

On s'assure avec les doigts qu'il ne reste aucune partie solide. La surface interne de la poche est touchée avec la solution de chlorure de zinc au 1/10e. La poche est ensuite comblée de gaze iodoformée, puis de gaze de Lister. Un bandage et une couche de ouate complètent l'appareil.

Au bout de cinq jours, le pansement est enlevé. La cavité vidée ; on y met deux gros drains qui permettent chaque jour un lavage abondant.

Le 4 décembre, la malade est en pleine voie de guérison.

M. Monod joint lui-même à son observation des remarques et des préceptes très importants :

« Il est à remarquer, dit-il, qu'on opère, en pareil cas, pour ainsi dire hors du ventre. L'incision de la paroi abdominale est relativement petite ; elle ne dépasse pas les limites du kyste qui se présente de lui-même à l'ouverture et la comble par sa seule présence. Aucun des organes de l'abdomen n'est même aperçu.... Dans tous les cas où le kyste du foie sera accessible et viendra se mettre en rapport dans une étendue suffisante avec la paroi abdominale, c'est par l'incision qu'il devra être traité, dût-on pour cela, comme dans la malade de l'observation, passer au travers d'une couche de tissu hépatique. On joindra au besoin à cette incision la résection des parties recouvrant la paroi kystique.

Ce moyen qui assure une évacuation complète et rapide du liquide contenu, des hydatides et de la membrane germinative procure une guérison plus prompte que tout autre, sans faire courir au malade plus de dangers.

On pourrait même soutenir qu'il est le plus innocent de tous, puisqu'il permet une ouverture large, proportionnée au volume reconnu du kyste et assure un lavage complet et exact de la cavité de quelque étendue qu'elle soit.

Facilitant enfin une bonne exploration de la tumeur et de ses

connexions, il permet au chirurgien de conduire son intervention
en modifiant au besoin son plan primitif suivant les indications
qu'il peut rencontrer sur sa route. »

Je me contente de faire observer que M. Monod ajoute au traitement
par l'incision un détail particulier qui manquait dans les autres
observations que j'ai parcourues, c'est l'enlèvement de la membrane
germinative. Sans doute, le cas actuel se prêtait à cette manœuvre ; le kyste était intrahépatique et le chirurgien pouvait faire
subir à la poche kystique des grattages, des décollements qui
demandent une certaine force de résistance de la part de la paroi.
Il ne serait pas prudent de faire ces tentatives dans les cas où la
poche kystique n'étant plus recouverte par le tissu hépatique se
trouve réduite à une membrane mince revêtue simplement par le
péritoine. Notre maître, M. Segond, nous a dit avoir dans des cas
pareils constaté la grande friabilité de la membrane kystique (1) qui
se laisse déchirer au moindre effort de traction. Il ne peut être
question alors de grattage, de dédoublement de la paroi ; toute
manœuvre sur elle serait une imprudence. La conduite d'ailleurs
très rationnelle et très utile certainement de M. Monod n'est pra-
ticable que pour les kystes qui sont encore intrahépatiques. L'observation ne nous dit pas si cette décortication occasionna un écoulement sanguin de quelque importance. C'est là, en tous cas, un acte
opératoire important, il porte à la perfection le nettoyage du kyste.
Il reste à déterminer quels sont les cas auxquels il est applicable.

Voici encore une observation de M. Poulet qui rappelle à beaucoup d'égards les précédentes.

Obs. Poulet (résumée) (2). — Kyste hydatique de la face antéro-inférieure du foie, laparotomie et évacuation du kyste. — Guérison.

Un garde républicain de 32 ans, entre au Val-de-Grace, porteur
d'un kyste hydatique du foie, qui est ponctionné le 27 novembre 1885.
Cette intervention est suivie d'accidents fébriles qui durent quelques jours. Le liquide se reproduit, M. Poulet se décide à intervenir
et choisit l'incision franche.

Opération, le 12 décembre 1885. — Le malade étant endormi, on
fit une incision de 10 centimètres, parallèle au rebord des fausses
côtes droites, sur le point culminant de la tumeur. Le péritoine fut
ouvert après hémostase complète de la plaie musculo-cutanée et
suturé à la peau. Le kyste dépourvu d'adhérences ne faisait pas
saillie à travers l'orifice ; il suivait les mouvements du foie pendant
la respiration et son exploration était facile. A l'aide d'un trocart
de l'appareil Potain, on put retirer une partie du contenu, environ

(1) Communication orale.
(2) Poulet. *Bulletin et mémoires de la Société de chirurgie*, 17 février 1886.

trois quarts de litre d'un liquide clair, limpide. A mesure que la poche se relâche, elle est attirée au dehors à l'aide d'une pince de Museux. Deux crins de Florence sont passés à travers la paroi abdominale et le kyste perpendiculairement au grand axe de la plaie et près des angles. On peut ensuite ouvrir le kyste, vider une partie du contenu au dehors, sans crainte d'épanchement dans le péritoine. Une partie de la paroi fut excisée et la corolle kystique, suturée à l'aide de crins de Florence aux lèvres de la plaie abdominale. Les deux sutures profondes des deux angles furent également maintenues et nouées. Deux gros tubes à drainage plongent profondément dans la cavité. Aucune injection ne fut faite et on ne fit pas de tentatives pour la débarrasser des débris d'hydatides. Pansement à la gaze iodoformée et au coton hydrophile. Bandage de corps. Injections de morphine et glace.

Les suites de l'opération sont simples : pas de fièvre.

Le 17. On ne laisse plus qu'un tube raccourci.

Le 20. Le malade se lève (8 jours après l'opération).

La poche hydatique est rejetée le 24; les jours suivants, la suppuration est franche.

Le 1er janvier le gros tube est remplacé par un petit.

Le 1er février la guérison est complète (150 jours après l'opération).

M. Poulet, dans ce cas relativement simple, a suivi, sauf quelques variantes, le procédé de Landau. Il fait remarquer, avec beaucoup de raison, que la laparotomie n'a pas pour but ni pour effet d'abréger la durée du traitement. Sciemment, il n'a pas cherché à enlever pendant l'opération la membrane hydatide, comme l'avait fait auparavant M. Monod, et il invoque pour cette abstention, la raison de prudence que nous avons donnée.

M. Reclus a aussi de son côté (1) pratiqué l'incision d'un kyste hydatique du foie, mais il n'a pu faire la résection de la poche. Il a dû suturer la partie saine du foie à la paroi abdominale. La cavité du kyste mesurait 33 centim. de profondeur. Il a été frappé, ainsi que M. Féréol qui assistait à l'opération, par l'odeur « de vieux chenil » que répandait le liquide biliaire décomposé.

Au bout de six semaines, il ne reste plus qu'une fistule contenant avec peine un tube de cinq centim. et ne donnant issue qu'à un faible écoulement. Les selles décolorées au début, à cause de l'abondance de l'écoulement biliaire, ont repris leurs caractères normaux.

(1) *Bulletin et mémoires de la Soc. de chirurgie*, 1886, 10 février, p. 119.

*De l'incision suivie d'extirpation partielle ou totale, ou kystec-
tomie (extirpation et résection).*

La méthode du traitement par l'incision qui avait pris naissance
ou plus exactement qui avait été renouvelée en Allemagne par la
pratique et par l'influence de Volkmann, qui avait été modifiée par
Lindemann, Sänger, Landau, ne fit que tardivement son apparition
en France, et ce fut sous une forme nouvelle. M. Terrier, en effet,
qui eut le mérite de cette innovation, au lieu de pratiquer à l'exemple des chirurgiens allemands la double incision abdominale et
kystique suivie de la suture, fit l'extirpation de la poche.

Obs. Terrier (1). — *Kyste de la face inférieure du foie.* — *Extirpation.* — J'ai eu à opérer, il y a quelque temps, une femme de 19 ans.
Elle portait depuis quatre ans une volumineuse tumeur qui avait
débuté dans le flanc droit, et s'était accrue graduellement au point
d'occuper la totalité de l'abdomen.

Sa présence occasionnait des douleurs sourdes dans l'hypochondre droit et dans le flanc. Je pensai que j'avais affaire à un kyste
hydatique et l'opération fut fixée au 6 janvier 1885.

Le péritoine ouvert au-dessous de l'ombilic, on vida le kyste, qui
était rempli d'un liquide clair et on s'aperçut ensuite que son pédicule était placé en haut et à droite, qu'il était large, qu'il adhérait à
la face inférieure du foie.

Il s'agissait d'un kyste hydatique. Il fut largement ouvert ; sa paroi
fut réséquée partiellement et ce qui en restait forma un pédicule qui
fut suturé à la paroi abdominale.

Il en résulta une poche ouverte au dehors, que l'on draina et dans
laquelle on fit des lavages antiseptiques.

Les suites opératoires furent relativement bénignes, bien que la
température se soit élevée au-dessus du chiffre qu'elle atteint dans
les ovariotomies. Au bout de trois semaines, les pièces du pansement
étaient remplies d'un liquide verdâtre que nous n'eûmes pas de peine
à reconnaître pour de la bile. Ce liquide s'écoula jusqu'à la guérison
complète de la malade, qui eut lieu le 20 mai, après un traitement
d'un peu plus de quatre mois.

Cette observation montre la difficulté du diagnostic des kystes
hépatiques, lorsqu'ils occupent la totalité du ventre. Si l'on avait fait
une ponction exploratrice, il est probable que la limpidité du liquide
n'aurait pas aidé au diagnostic, et qu'on aurait songé à un kyste
para-ovarique.

L'opération par elle-même a été assez simple et je ne serais pas
éloigné d'admettre que l'opération que j'ai faite, sans le vouloir, est
préférable aux méthodes classiques employées dans le traitement
des kystes hydatiques du foie, tout au moins lorsque ces kystes siégent au niveau de la face inférieure de l'organe.

(1) *Bull. et Mém. Soc. de chir.,* 27 mai 1885. In *Semaine médicale,* 1885, p. 193.

En ce qui concerne la ponction exploratrice, il est probable que l'examen du liquide au microscope aurait montré la présence de crochets et par suite aurait fixé le diagnostic. Mais M. Terrier avait grandement raison en affirmant que cette ponction aurait été inutile, qu'elle n'aurait pas guéri un kyste qui remplissait l'abdomen. Elle aurait pu au contraire avoir des effets fâcheux pour le traitement ultérieur. Cependant cette négligence de la ponction fut généralement reprochée à M. Terrier au double point de vue du diagnostic et du traitement (Tillaux, Verneuil).

Bien que cette observation ait, tout d'abord, excité une certaine surprise à la Société de chirurgie, M. Terrier n'en a pas moins ouvert une voie nouvelle, qui n'a pas tardé à être suivie, soit en France, soit à l'étranger.

Voici les principaux cas publiés consécutivement.

Obs. Lucas-Championnière. — *Kyste hydatique du bord antérieur du foie.* — *Extirpation totale.* — *Guérison* (1). Analyse de la *Semaine médicale*, 1885, 26 juillet, p. 257.

L'extirpation totale des kystes hydatiques de l'abdomen n'est pas très commune, on a fait beaucoup de bruit dernièrement à propos d'une opération de ce genre. M. Terrier à ce propos est venu nous dire qu'il l'avait pratiquée avec succès, et je viens aujourd'hui vous montrer une pièce relative à un cas analogue mais où les difficultés opératoires étaient très grandes. L'opération a été suivie de guérison. La malade, opérée le 10 juillet, est rentrée depuis plusieurs jours dans la salle commune et, le 21 juillet, je lui ai enlevé les derniers points de suture.

Il s'agit d'une jeune femme de 22 ans, qui m'avait été envoyée par M. Strauss. Elle avait dans le flanc droit une tumeur qui avait tous les caractères d'une tumeur du rein, d'un volume assez considérable. La tumeur s'était développée lentement sans provoquer beaucoup de douleur ; aucun trouble du côté des urines. Je pensai, car il subsistait beaucoup de doutes dans mon esprit, que le plus sage était d'ouvrir l'abdomen sur la ligne médiane et d'explorer la tumeur, d'explorer le rein droit et selon les circonstances d'extirper cette tumeur par la plaie antérieure ou par une ouverture faite en arrière.

La laparotomie ne m'éclaira d'abord pas sur le siège de la tumeur qui était adhérente sur toute sa périphérie. Le rein gauche était tout petit ; après des recherches prolongées, je constatai, avec mon collègue Terrier, que le rein droit existait refoulé au loin vers le foie.

Je procédai à la dissection de cette tumeur, rattachée au foie par un pédicule large de deux travers de doigt. Cette dissection fut très laborieuse. L'épiploon était adhérent à toute la surface, et la tumeur avait poussé un prolongement, qui traversait le mésentère

(1) *Bull. et mém. Société de chirurgie*, 22 juillet 1885.

dans lequel un grand trou reste béant. Une anse d'intestin était intimement attachée à la paroi, que je sculptai sur elle.

Bref voici la tumeur ; c'est un kyste hépatique qui était rattaché au bord antérieur du foie. Il contenait une multitude de petites hydatides ; certains points du voisinage de la paroi avaient suppuré. La paroi était d'une épaisseur extrême, sauf quelques points très adhérents aux parties voisines ; ce qui rendait sa dissection très laborieuse.

Obs. TERRIER (2e obs.) (1). — *Kyste hydatique du foie. — Laparotomie.— Ablation de la plus grande partie du kyste. — Suture de la partie restante à la paroi abdominale. — Guérison complète en deux mois. — Analyse.* — Mme G. Irma, bouchère, 42 ans, entre à l'hôpital Bichat, le 12 octobre 1885.

Depuis quelques années, tremblements, vomissements le matin.

Il y a deux ans, elle est entrée à l'hôpital St-Antoine, dans le service de M. Hayem, qui a constaté une hypertrophie du foie et de la rate et une leucocythémie. Pas d'antécédent impaludique.

Le ventre augmente de volume en février 1884, sans douleur. Ce gonflement a augmenté depuis 18 mois surtout et causé quelques douleurs pendant la marche.

Le 1er août 1885, une ponction faite par M. Terrier donne issue à un verre de liquide limpide qui ne contient pas de crochets. Cependant on porte le diagnostic de kyste hydatique.

Au moment de l'entrée à l'hôpital, la tumeur occupe tout l'abdomen, sauf les flancs. Il est impossible d'établir les limites de la tumeur avec le foie et la rate, la matité de ces organes se confondant avec celle de la tumeur. L'appareil utérin est indépendant de la tumeur.

Circonférence de l'abdomen 109 centim. ; distance de l'appendice xiphoïde à l'ombilic 22 centim. ; de l'ombilic au pubis 27 centim. Pas d'œdème des jambes, pas de troubles de la miction, ni de la défécation.

Urines normales, quantité physiologique.

Sang (Vignal). Globules rouges 3,890,000, leucocytes 12,500, soit un leucocyte pour 311 globules rouges.

Diagnostic : kyste hydatique à poches multiples, provenant probablement du foie.

Opération, le 27 octobre 1885. — Incision sur la ligne médiane depuis le pubis jusqu'au-dessus de l'ombilic. Le péritoine est intimement adhérent avec la paroi abdominale. Sa paroi est très vasculaire.

En essayant de séparer la poche kystique de la paroi péritonéale, on déchire le kyste. Il s'échappe 5 à 600 grammes de liquide avec 71 hydatides.

Le kyste est alors ouvert largement, c'est une cavité qui s'étend du diaphragme au bassin, adhérente à la paroi abdominale en avant, à la vessie en bas.

Pour diminuer son étendue et pour la pédiculiser vers le foie, on

____

(1) *Bull. et mém. de la Soc. chirurgie*, 10 février 1886, p. 111.

détache peu à peu, avec les doigts, quelquefois avec les ciseaux, la paroi kystique, de la paroi abdominale à droite et à gauche et de la vessie. Le grand épiploon ne peut être détaché qu'à gauche, ligature des vaisseaux épiploïques. On arrive de bas en haut à droite jusqu'à la vésicule biliaire, très distendue mais libre.

La dissection remonte jusqu'au côlon transverse.

Les parois de la poche sont disposées en collerette et suturées par 13 fils d'argent à la partie supérieure de la paroi abdominale, puis réséquées à mesure. Hémostase.

L'abdomen est ensuite fermé par six points de suture profonds et six points superficiels. Deux drains de 8 à 10 centim., dans la cavité kystique, pansement avec la gaze iodoformée et l'ouate de bois. L'opération faite sous le spray a duré 1 heure 3/4. Les suites opératoires sont simples. La température est de 39°,3 le 1er soir, de 38 et quelques dixièmes les soirs suivants. Le matin, elle est normale.

Le pansement inondé de bile est changé tous les jours. Lait, champagne, eau de Vichy, glace.

Les fils profonds sont enlevés, deux le 31 octobre, deux le 1er novembre, quatre le 7 novembre. Les sutures autour de la plaie sont enlevées le 10 novembre.

A partir du 14 novembre, la malade va bien ; le pansement est refait tous les deux jours.

Le 19 novembre, incision d'un petit abcès de la paroi abdominale.

Le 15 décembre, le dernier tube à drainage a de la peine à tenir.

Le 18, il ne reste plus qu'une petite fistulette sortie.

Le 23, guérison complète de la fistule.

Nous devions revoir la malade le 26 décembre dernier ; depuis quelques jours elle manifestait des idées de suicide que malheureusement elle mit à exécution ce jour-là même.

Un fait particulier est relevé dans cette observation touchant les urines. Leur quantité est normale avant l'opération ; elle est de 700 gr. le 1er jour après l'opération ; de 800 gr. le 2e jour ; de 1,000 gr. le 4e jour et enfin de 1,250 gr. le 5e jour. Ensuite elles sont normales en quantité et en qualité.

M. Terrier signale encore l'odeur fécaloïde qui s'exhale des tubes à drainage, quand on les retire de la plaie, ce qu'il attribue à la décomposition de la bile. « Si l'on dessèche le précipité de la « bile humaine en décomposition, dit Valentin, on obtient un corps « brun, qui, au moment où on y ajoute de l'eau, répand l'odeur « d'excréments humains de la manière la plus prononcée (1). » Agit-on sur la bile de bœuf, on obtient une matière verdâtre qui exhale l'odeur bien connue de la bouse de vache.

Une odeur pareille exhalée par le liquide, sortant d'une fistule

(1) VALENTIN. *Lehrbuch der physiologie*, t. I, p. 369, in *Soc. chir.*, 1886, p. 118.

biliaire, avait fait penser à M. Verneuil que peut-être il y avait une communication intestinale. L'autopsie montra qu'il n'en était rien (1).

Dans cette observation, la guérison était survenue en 56 jours, malgré le volume énorme du kyste.

Knowsley Thornton (2), chirurgien de Samaritan free hospital, a publié deux cas de kystes hydatiques remarquables au point de vue de leur marche par ce fait qu'une petite tumeur existait depuis très longtemps ; puis à un certain moment, un accroissement rapide est survenu.

Dans le premier cas, après cinq ponctions successives le chirurgien anglais fait l'ouverture large, qui laisse écouler un pus très fétide. Le malade succombe rapidement.

Ce traitement mixte ne peut être mis à la charge d'aucune méthode.

Le deuxième cas au contraire présente quelques points intéressants à relever ici.

Le chirurgien avait reconnu à l'avance une tumeur fluctuante, mais sans pouvoir en déterminer les connexions ; ce qui le décida à faire la laparotomie. Une incision de 5 pouces (12 centimètres) ouvre le péritoine sur la ligne médiane. La main, introduite dans l'abdomen, explore la surface de la tumeur, qui est démontrée adhérente d'une part au fond de l'utérus et à l'ovaire droit, d'autre part, en haut au foie et à la vésicule biliaire. Une ponction retire un liquide clair, vide en partie le kyste. Ensuite celui-ci est ouvert par une incision large, sa cavité est nettoyée avec soin et les bords de l'ouverture sont suturés à la paroi abdominale. Aucun tube n'est mis dans la cavité. Le pansement appliqué reste onze jours en place. La guérison est complète en trois semaines.

Je doute que cette absence de tout drainage soit approuvée, dans notre pays du moins. La guérison s'est faite avec une rapidité tout à fait extraordinaire, si le chirurgien entend par guérison l'état du kyste fermé complètement ou à peu près.

M. Pozzi a communiqué au Congrès français de chirurgie (1888), un cas d'extirpation totale d'un kyste hépatique faite dans des conditions particulièrement délicates.

Après l'incision de la paroi abdominale, il vit que le kyste recouvert supérieurement d'une couche de tissu hépatique, était au con-

(1) BROCA. *Bull. de la Soc. Anat.*, 13 mars 1885. *Progrès méd.*, p. 10, 1886. In *Soc. chir.*, 10 février 1886.
(2) *Medical Times*, 1885. T. II.

traire superficiel sur la face inférieure du foie, mais cette partie superficielle se trouvait à une certaine distance de la paroi abdominale. Après l'ouverture de la région mince du kyste, il fut reconnu qu'il était impossible de ramener les bords de la plaie hépatique au contact de la plaie abdominale pour l'y fixer. Dans ces conditions, M. Pozzi entreprit l'extirpation complète de la tumeur et en fit la dissection à l'aide des doigts, de la spatule et des ciseaux. Cinq ligatures furent appliquées sur des vaisseaux. Le thermocautère servit à arrêter d'autres points des hémorrhagies de moindre importance. Il resta une surface cruentée, large comme la paume de la main, qui fut réunie par des sutures au catgut, et fixée à la paroi abdominale. Un drain fut laissé dans le trajet ainsi constitué et la plaie abdominale suturée sur trois plans. Cette opération ne fut suivie d'aucune complication, si ce n'est d'une fistule qui dura un mois.

Ce fait montre la possibilité d'une décortication du kyste dans une grande étendue. Mais une telle entreprise n'est admissible que dans des conditions d'aseptie parfaite.

Les résultats fournis par les méthodes opératoires nouvelles, incision en deux temps, incision avec suture du kyste à la paroi abdominale, incision avec extirpation partielle ou complète ont déjà été indiquées par plusieurs statistiques. Korak en 1885, avait trouvé une mortalité de 20 p. 0/0 ; Poulet, l'année suivante a réuni 39 observations avec cinq morts, dont trois n'étaient pas dues à l'opération. Braine dans sa thèse (1886) fournit une statistique de 66 cas avec 8 morts, dont trois ne seraient pas imputables à l'opération. Ces 66 cas se rapportent au procédé de l'incision en un temps, mais l'auteur réunit dans une seule série les cas d'incision simple, et ceux d'incision suivie d'extirpation.

RÉSUMÉ

La méthode de traitement des kystes hydatiques du foie, qui procède par incision, a passé par quatre phases successives :

1° Une première phase, antérieure à l'antiseptie, s'étend depuis Récamier et Bégin (1826-1830) jusqu'à Volkmann (1876) ; elle ne nous intéresse plus qu'au point de vue historique. L'incision en un ou en deux temps était alors généralement condamnée par les chirurgiens comme un procédé dangereux.

2° Entre les mains de Volkmann et grâce aux précautions antiseptiques (1876), l'incision en deux temps, devenue un procédé presque inoffensif, se trouve réhabilitée.

3° Presque immédiatement après les premiers succès de Volkmann, Lindemann, Sänger, Landau (1878-1885) au lieu de
demander à l'inflammation adhésive les adhérences péritonéales,
comme dans le procédé de Bégin-Volkmann, les créent directement par la suture, et opèrent en une séance.

4° Enfin l'opération passe tardivement dans notre pays, en subis-
sant une dernière modification. A l'incision simple, MM. Terrier,
Richelot, Lucas-Championnière, Léon Le Fort, Segond, Pozzi,
ajoutent la laparotomie avec exploration de la tumeur et, lorsque
c'est possible, l'extirpation partielle ou totale.

Mais l'extirpation ne saurait constituer une méthode exclusive ;
La kystotomie et la kystectomie ont chacune leurs indications
propres. Chacune à son territoire qu'il s'agit maintenant de lui
assigner.

Cette question de pratique chirurgicale a été en grande partie
résolue par les discussions de la Société de chirurgie (1) dans ces
trois dernières années. Si l'on admet que la méthode de choix est
l'incision avec ou sans extirpation, quels sont les cas dans lesquels il faut faire la *kystotomie* seulement, quels sont ceux
dans lesquels il faut tenter l'extirpation partielle ou totale, la *kystectomie* ? Pour arriver à une solution, il est nécessaire d'abord
d'établir une classification des kystes hydatiques du foie au point
de vue opératoire : c'est ce qui a été tenté à la Société de chirurgie.

« Le traitement des kystes du foie varie suivant leur volume et
« selon les rapports qu'ils affectent avec cet organe. Tantôt le
« kyste est complètement libre et plus ou moins pédiculé, on agit
« alors comme pour les kystes de l'ovaire non adhérents. »

« Tantôt le kyste a de solides adhérences ; alors il faut le traiter
« comme ces kystes de l'ovaire, dont on se contente après incision
« de la poche, de suturer les lèvres des parois du kyste à celle de
« la paroi abdominale. C'est ce qu'a fait M. Richelot pour son
« malade et c'était la seule conduite à tenir en pareil cas ; déses-
« pérant de décoller le péritoine, d'attirer le kyste et de l'exciser,
« il s'est contenté d'une simple incision suivie de suture et de drai-
« nage. »

« Mais à côté de ces deux catégories, il y a une variété inter-
« médiaire où le kyste plus ou moins saillant hors du tissu hépa-
« tique peut être réséqué en partie ; et l'on suture ce qui reste à la
« paroi abdominale. C'est cette méthode qui a été employée récem-

(1) *Bull. et Mém. de la Société de chirurgie*. Séances du 15 novembre 1885, et
du 10 et du 17 février 1886.

« ment par Lawson Tait sur un confrère et que j'ai également
« mise en usage (1). »

« Donc trois catégories :

« 1° Kyste pédiculé (traité par l'extirpation);

« 2° Kyste à adhérences, traité par la résection et la suture ;

« 3° Kyste à adhérences encore plus grandes, traité par la
« simple incision, suivie de suture » (2).

On ne peut tracer plus nettement les indications de l'extirpation, de la résection, de l'incision simple. M. Terrier ne vise, du reste dans cette classification que les kystes de la face inférieure du foie.

Volkmann, ayant découvert par une incision antérieure de la paroi un kyste du bord postérieur du foie, fut obligé de faire subir au foie une sorte de mouvement de torsion pour amener les lèvres de l'incision kystique en rapport avec l'incision pariétale. Cette pratique ne peut être recommandée, ce n'est qu'une ressource d'exception. Mieux vaudrait en pareil cas inciser la paroi sur la région correspondant au kyste, c'est-à-dire en arrière.

Il est plus difficile de déterminer quels sont le degré et l'étendue des adhérences péritonéales qui doivent faire abandonner l'idée d'extirpation totale ou partielle. La mesure à garder est, au moins dans une certaine mesure, relative à la hardiesse, à la patience, à l'habileté opératoire du chirurgien, à l'habitude plus ou moins grande qu'il a des ablations de tumeurs abdominales; en un mot, dans les cas indécis, la résolution prise variera certainement selon les opérateurs. On ne peut pas établir pour chaque circonstance une ligne de conduite toute déterminée à l'avance. Cependant d'une part, l'observation de M. Terrier (2 obs.) et celle de M. Lucas-Championnière, sont des exemples de difficulté que l'on peut vaincre dans les cas d'adhérences étendues ; d'autre part, M. le Prof. Le Fort, M. Richelot se trouvant, après incision de la paroi, en face d'adhérences péritonéales solidement constituées, ont renoncé avec raison à toute tentative de résection.

Il est permis d'ailleurs de se demander quel degré d'importance il convient d'accorder à l'extirpation partielle, quelle différence il y a, au point de vue de la marche ultérieure du traitement, entre la simple incision et l'excision plus ou moins large. Il est évident tout d'abord que dans les cas où il n'y a pas d'adhérences,

(1) Cette observation est la seconde de celles qui sont rapportées précédemment comme appartenant à M. TERRIER.

(2) TERRIER, *Bull. de la Société de chirurgie*. Séance du 25 novembre 1885, p. 801.

où le kyste, détendu par la ponction, se laisse attirer à travers la plaie abdominale, l'excision n'ajoute aucune gravité spéciale à l'opération, il y a tout avantage à la faire. L'hésitation ne se comprend qu'en cas de difficulté opératoire.

C'est alors qu'il y a lieu de mettre en balance, d'une part le profit qu'il peut y avoir à diminuer l'étendue de la cavité kystique, et d'autre part le danger qu'ajoute toujours une dissection très laborieuse et un allongement plus ou moins considérable de la durée de l'opération.

Nous n'insistons pas sur ce qui regarde le danger des opérations trop longues et trop laborieuses que l'on fait sur le péritoine : la pratique de l'ovariotomie nous a renseignés à cet égard.

D'autre part, quels sont les avantages de la résection ? Elle en a deux principaux.

1° Hâter la guérison en diminuant l'étendue de la poche dont la rétraction, dans l'incision simple, est abandonnée au soin de la nature ;

2° Assurer d'une manière plus parfaite l'écoulement des liquides par le drainage.

Je doute que la guérison soit avancée notablement par une résection partielle quand il s'agit d'un petit kyste, car, une fois le kyste ouvert, on arrive vite à la rétraction de la poche, quel que soit le procédé, et ce qui retarde la guérison, c'est la période fistuleuse. Il en est autrement, quand on a affaire à un kyste qui remplit la cavité abdominale, il n'est pas douteux qu'alors, en enlevant une très grande étendue de poche kystique, et en la pédiculisant, s'il est possible, on abrège le temps de la rétraction et on diminue la surface qui doit suppurer; ce sont de notables avantages. Les grands kystes surtout sont ceux qui réclament la résection.

Les mêmes considérations à peu près se présentent de nouveau au point de vue du drainage. Si l'on arrive à assurer le libre écoulement des liquides, à éviter les culs-de-sac profonds, les diverticules cachés, on acquiert par là la plus grande part de sécurité contre les embarras et les complications de la suite du traitement ; et, pour reproduire l'avis de notre maître M. Segond, nous dirons que, dans la plupart des cas, la résection de la poche doit être faite dans le but bien plutôt d'assurer un drainage parfait que d'abréger la cure. Or, à cet égard, c'est dans les grands kystes que les difficultés se présentent, c'est là qu'il faut attirer autant qu'il est possible, la poche vers la plaie, et la ramener aux dimensions d'un trajet.

Il ne faudrait pas cependant exagérer outre mesure le danger que fait courir aux malades la grande étendue d'un kyste après qu'il a été ouvert très largement. Celui du malade de l'observation de M. le Prof. Le Fort, précédemment rapportée, était de très grande dimension. cependant il n'est pas survenu le moindre incident lié à la rétention du pus, et en un mois la poche, qui ne contenait pas moins de six à huit litres de liquide, au moment de l'opération, se trouvait réduite à une capacité de 150 grammes. Ce qui fut long, ce fut la période fistuleuse. Et je ne vois pas comment la section partielle de la poche peut diminuer la persistance de la fistule suppurante ou biliaire.

L'existence des fistules persistantes est un point de pratique qui établit une différence entre l'incision et l'extirpation des kystes du foie d'une part, et les opérations analogues pratiquées sur les tumeurs de l'ovaire d'autre part. Cette complication du traitement consécutif est beaucoup plus fréquente dans les kystes du foie. La raison en est qu'ici, l'extrémité du trajet fistuleux aboutit à un organe sécréteur. La fistule biliaire peut rappeler, à certains égards, par sa ténacité dans quelques observations, les autres fistules glandulaires, fistules salivaires, fistules rénales. Mais nous manquons d'éléments pour tracer l'histoire de ces fistules ; en effet, si dans quelques cas on a soin de réserver, au moment où l'observation du malade est publiée, l'existence d'une fistule, on ignore le plus souvent ce que le malade devient dans la suite. La fistule biliaire ou purulente guérit-elle ? Si elle guérit, au bout de combien de temps cet heureux résultat est-il obtenu ? Si elle ne guérit pas, quelles sont les complications qui surviennent ? Autant de questions irrésolues. Souvent la fistule se ferme vite et d'une manière définitive (obs. de Terrier). Parfois elle se ferme momentanément, puis se rouvre pour laisser écouler du pus ou même des hydatides incluses profondément dans le trajet (Richelot). Enfin dans quelques cas, dont on ne peut actuellement indiquer la proportion, mais qui sont plus nombreux que ne ferait croire le silence des observations, la fistule purulente et surtout la fistule biliaire persiste très longtemps ou indéfiniment.

Nous avons vu Leisrinck dilater une fistule biliaire à écoulement abondant, la tamponer à deux reprises avec la gaze iodoformée. M. le Dr Segond a suivi la même pratique dans un cas de fistule simple. Dans les deux cas, les fistules ont guéri définitivement. Le traitement idéal des trajets fistuleux consiste à essayer de les transformer en plaies plates. Mais cette pratique est inapplicable aux fistules hépatiques. La dilatation et le tamponnement qui s'en rapprochent le plus, sont les procédés le plus rationnels et sans doute les plus efficaces.

De l'incision en deux temps et de l'incision en un temps.

Toutes les opérations pratiquées récemment en France, appartiennent au procédé en un temps. C'est une marque suffisante de la faveur dont il jouit chez nous. Cependant le procédé de Volkmann a conservé quelques défenseurs en Allemagne. La statistique n'est pas faite pour trancher le différend. M. Poulet (1) a réuni 39 observations du procédé en un temps. Cinq malades ont succombé, mais deux de ces décès étaient dus à des complications étrangères à l'intervention chirurgicale (1 pleurésie purulente, 1 hémorrhagie intestinale par ulcère duodénal) et un autre se rapporte à un malade opéré à la fois par les deux procédés pour deux kystes différents. En sorte qu'il reste une proportion de 2/39 ou 5/100 de cas défavorables (1 cas de collapsus sans péritonite, un cas de septicémie en 31 heures). D'un autre côté, M. Poulet produit une statistique de 12 cas appartenant au procédé de Volkmann avec un seul décès, lequel est survenu tardivement pendant la période fistuleuse, le malade était devenu albuminurique. Le chiffre des cas n'est pas assez élevé pour qu'il soit temps de fonder une opinion sur lui. Mais jusqu'ici, le choix serait embarrassant s'il se basait sur les résultats de la statistique.

Nous pensons que la préférence de l'avenir est réservée à la méthode en un temps. La raison en est qu'aujourd'hui la méthode générale du traitement par l'incision n'est plus envisagée à un point de vue aussi restreint qu'il l'était il y a quelques années par les chirurgiens allemands. Ceux-ci ne visaient pas plus loin que l'incision du kyste qui donne une large ouverture, qui permet de vider, de laver, de drainer la cavité. Dans ces conditions, les deux procédés offrant une sécurité à peu près égale, il ne reste entre qu'une différence de durée. L'opération de Volkmann est plus longue. Si, au contraire, comme on tente aujourd'hui à le poser en règle, le chirurgien considère l'incision simple comme un minimum, et s'il se propose comme un but désirable, l'opération plus complète, excision ou extirpation, alors le procédé en un temps est le seul admissible.

(1) POULET. *Rev. de chirurgie*, n° de juin 1886.

De la marche à adopter dans le procédé opératoire.

Deux considérations guident le chirurgien, qui procède à l'intervention opératoire destinée à guérir un kyste hydatique par le procédé général de l'incision.

D'une part il se propose de faire l'opération la plus complète et la plus radicale possible avec le minimum de danger pour la vie du malade ; d'autre part il ignore très généralement avant d'opérer, le genre et la gravité des difficultés qu'il va rencontrer.

Pour cette dernière raison, l'incision du péritoine est d'abord exploratrice.

Mais d'abord où faut-il inciser ? Est-ce sur le point le plus superficiel de la tumeur ou bien sur la ligne blanche ? Aucune règle absolue ne peut être formulée à cet égard. Si le diagnostic reste incertain si l'on n'a pu reconnaître cliniquement l'origine de la tumeur, l'organe avec lequel elle est en connexion, il y a tout avantage à choisir la ligne médiane. C'est l'incision de la ligne blanche qui se prête le mieux à toutes les éventualités, qui conduit le plus facilement la main du chirurgien vers un point quelconque indéterminé de l'abdomen. Dans les cas au contraire où l'on est certain d'avance qu'il s'agit d'un kyste hydatique du foie il est préférable, surtout pour les kystes d'un volume modéré d'inciser sur la région, qui recouvre le plus directement la tumeur.

On fera d'abord une incision peu étendue destinée à ouvrir le péritoine et à déterminer *de visu* s'il existe des adhérences ; dans le cas où le péritoine est fermé très solidement, s'il s'agit d'un kyste petit ou moyen, cette incision de la paroi est complétée par l'incision du kyste. Si le kyste est volumineux, on peut pousser un peu plus loin l'enquête, agrandir l'incision, et selon les cas s'en tenir à l'incision (adhérences très solides) ou tenter une résection (peu d'adhérences).

Si l'on trouve le péritoine libre dans la plaie, on fait les explorations nécessaires pour reconnaître les dimensions, l'existence ou l'absence de pédicule, l'existence ou l'absence d'adhérences avec les viscères abdominaux. Les kystes intra-hépatiques n'exigent pas cette exploration.

Après que le chirurgien s'est ainsi renseigné directement par la vue et avec la main sur les dispositions de la tumeur, il devient compétent pour tracer un plan d'opération, pour choisir le degré auquel il convient de s'arrêter, incision et suture, excision et suture, extirpation et pédiculisation.

M. Richelot a résumé dans une formule brève la conduite du chirurgien dans le traitement des kystes du foie.

1° Inciser franchement le péritoine avec les précautions antiseptiques.

2° Explorer la tumeur.

3° Adopter un traitement approprié au volume et aux connexions de la tumeur (1).

DE LA MARCHE A SUIVRE DANS LE TRAITEMENT. — DU CHOIX DES MÉTHODES.

Si la méthode de Récamier conserve encore quelques rares partisans parmi les chirurgiens, ce ne peut être qu'en souvenir des services très importants qu'elle a rendus dans le passé alors qu'en effet elle était celle qui offrait le plus de sécurité.

Nous avons assez montré les inconvénients et les dangers des caustique (lenteur, douleur, incertitude des adhérences péritonéales) pour n'avoir pas à y revenir. Il n'est plus permis de douter de la supériorité des procédés plus récents. Mais aujourd'hui la pratique chirurgicale est exposée sur cette question spéciale des kystes hépatiques, au danger inhérent aux périodes d'étude et d'innovation. Chacun éprouve une tendance naturelle à trop généraliser la méthode de son choix, à l'appliquer volontiers à tous les cas. C'est ce qui est arrivé pour la ponction simple (Murchison), pour la ponction aspiratrice (les médecins en général). C'est ce qui pourrait bien arriver à la méthode des incisions. Cependant rien ne serait moins sage que cette tendance exclusive. Nous persévérons à croire que la ponction simple ou mieux aspiratrice, l'incision avec tous ses degrés, et même la méthode moins parfaite de la sonde à demeure trouvent chacune leur application favorable sans se contredire.

Le traitement doit commencer très généralement, sinon dans tous les cas par une ponction. On n'est guère en droit de s'en dispenser que lorsque déjà antérieurement le kyste a été ponctionné, ou lorsque le kyste est très volumineux, très ancien et facile à reconnaître. Mais à notre avis, il ne faut pas se disposer à faire une ponction sans être en même temps prêt à exécuter un procédé de

(1) RICHELOT. *Bull. et mém. de la Soc. de chir.*, 25 nov. 1885, p. 800.

cure radicale. La raison en est que dans quelques circonstances, que ne fait pas toujours prévoir la clinique, l'ouverture du kyste doit être faite d'urgence et aussitôt après la ponction. Nous allons le montrer plus loin.

Si le trocart capillaire donne issue à un liquide transparent, limpide, privé d'albumine ou même à un liquide trouble mais nullement purulent, on se borne à la ponction pour le moment ; on en attend l'effet curatif. La ponction, faite dans le but exclusif de l'exploration, n'est plus admissible, on la fera comme si elle devait amener la guérison. On sait que cette ponction, en effet, dans quelques cas rares, beaucoup plus rares que certains ne l'ont dit, est efficace d'emblée. C'est une raison pour ne rien précipiter. Si, au bout de quelques semaines, le liquide s'est reproduit mais incomplètement, si aucun trouble dans l'état du malade ne fait penser à la suppuration, on sera tenté de refaire la ponction une nouvelle fois. Je n'ai pas à rappeler que les médecins ont souvent pratiqué un grand nombre de ponctions successives et ont fini par obtenir la guérison. Mais il n'y a certainement aucun avantage à suivre une semblable pratique et il peut souvent y avoir du danger. Il est à craindre, par exemple, qu'un kyste volumineux ne vienne à suppurer, et qu'alors les ponctions soient moins inoffensives. Nombre d'observations l'ont démontré. Avec les ressources dont la chirurgie dispose maintenant, il y a avantage à ne pas différer l'ouverture de la poche.

Pour les grands kystes, dès que l'on a constaté qu'une ponction ne donne pas de résultat, ce qui est la règle, il faut renoncer au trocart pour le bistouri.

Dans un certain nombre de cas, qu'on l'ait ou non prévu à l'avance, la première ponction évacue un liquide purulent. Bien qu'on ait publié quelques exemples de guérisons de kystes suppurés par une simple ponction, ces exceptions ne doivent pas guider le chirurgien ; il doit ouvrir et ouvrir sans attendre. C'est la conduite qui offre le moins de danger pour le malade. Il en est à plus forte raison de même lorsque c'est un pus fétide qui s'écoule par le trocart.

Étant donné que la ponction réussit rarement du premier coup, et qu'au lieu de la répéter il vaut mieux faire l'ouverture, on arrive à discuter le choix entre les méthodes radicales. Or, il n'en reste plus que deux en présence, celle de la sonde à demeure et l'incision avec ses variantes. Nous nous sommes expliqué sur les avantages et les inconvénients de chacune d'elles. La première, simple dans son exécution, donne ouverture étroite, ne permet l'élimination des

membranes flottantes et des vésicules qu'après plusieurs jours et
très lentement, n'assure qu'imparfaitement le drainage, se prête
mal aux grands lavages, en un mot expose, dans une certaine
mesure, aux embarras d'une rétention incomplète du pus, à des
accidents fébriles, et, chez un malade déprimé s'oppose au relève-
ment rapide de l'état général. La seconde, plus chirurgicale, exige
infiniment plus de précautions et plus d'habileté opératoire ; on ne
peut dire d'elle qu'elle soit, comme la précédente, à la portée de tous
les praticiens, elle n'est parfaite que si elle est appliquée par un
opérateur expérimenté. Mais, d'un autre côté, tout se fait à découvert, les adhérences péritonéales sont établies avec plus de certitude, la poche est ouverte largement, nettoyée de suite d'une manière
complète. Dès le premier jour, la cavité est rendue aseptique et on
ne voit point survenir les accidents fébriles qu'on observe au
contraire dans la méthode de la sonde à demeure, tant que la collection n'est pas complètement évacuée. En résumé, la sonde à
demeure est d'une application facile, mais les suites opératoires
sont moins simples, et plus souvent traversées par des complications. L'incision antiseptique exige plus d'habileté, mais réalise
d'une manière plus sûre les principales indications, et conduit à la
marche la plus simple des phénomènes durant le reste de la cure.
Celle-ci sera certainement préférée dans l'avenir par les chirurgiens, mais il est à croire que celle-là restera en faveur auprès des
praticiens ordinaires à cause de la facilité de sa mise en pratique.

Je ne pense pas qu'il soit utile de revenir à la question de durée
du traitement. Car, outre qu'en tout état de chose la sécurité passe
avant la durée, il ne nous paraît pas encore bien démontré que, dans
la plupart des cas, l'incision simple abrège la rétraction de la
poche, et la cicatrisation de la fistule. L'extirpation, au contraire,
quand elle est totale ou très étendue, offre à cet égard une supériorité certaine, au moins dans les très grandes collections. Un
kyste petit ou moyen, qu'il soit traité par la sonde à demeure (Boinet-Verneuil), ou par l'incision large, guérira à peu près dans le
même temps : la seule différence sera dans les suites opératoires,
plus simples avec l'incision. Dans un kyste, qui remplit l'abdomen,
l'extirpation totale ou très étendue, quand elle est possible, non
seulement simplifie la suite du traitement, mais en abrège incon-
testablement la durée.

Procédés opératoires applicables aux kystes hydatiques du foie développés vers la cavité thoracique.

Un certain nombre de kystes hydatiques du foie se développent principalement ou exclusivement vers la face supérieure du foie. Ils soulèvent le diaphragme qui les coiffe, remontent dans le thorax, compriment les poumons, rétrécissent plus ou moins la cavité thoracique surtout à droite et repoussent même le péricarde et le cœur. Dans certains cas la matité remonte jusqu'à la 4ᵉ, la 3ᵉ côte et même jusque sous la clavicule. Ils peuvent alors simuler à s'y méprendre un épanchement pleural très abondant. Le diagnostic est loin d'être toujours facile à établir. La ponction exploratrice elle-même qui révèle la nature de la tumeur par les caractères du liquide ne suffit pas toujours pour faire connaître si le kyste a son origine dans le foie ou bien s'il est primitivement thoracique. Les malades peuvent succomber sans aucun incident, sans ouverture du kyste, par le progrès lent de l'asphyxie. Plus souvent les choses se passent d'une manière moins simple. Le kyste hépatique perfore le diaphragme et se rompt dans la plèvre, ou bien se creuse une cavité dans l'épaisseur du poumon droit et souvent s'ouvre dans les bronches. Dans ce dernier cas le malade peut guérir à la suite d'une série de vomiques qui rejettent des hydatides en même temps que du pus.

Que le kyste soit d'origine hépatique ou pulmonaire ou même pleural, que son développement se fasse dans la plèvre ou dans le poumon, les signes cliniques diffèrent peu tant qu'il n'y a pas de vomique et le traitement indiqué est le même ou peu s'en faut.

Jusqu'à une époque très rapprochée de nous, les kystes postéro-supérieurs du foie étaient considérés comme étant au-dessus des ressources de la chirurgie. Le premier succès thérapeutique que nous ayons rencontré appartient à Monod, le père (1). Il s'agissait dans ce cas, d'un kyste qui occupait tout le côté droit du thorax, donnait lieu à une matité, étendue depuis le 1ᵉʳ espace intercostal jusqu'à l'ombilic et dépassant le plan médian vers la

(1) VIGLA. *Arch. générales de méd.*, 1855.

gauche. Monod fit une ponction exploratrice dans le 6ᵉ espace intercostal, il retira un liquide dépourvu d'albumine et contenant des
crochets. Une nouvelle ponction fut faite sur-le-champ avec la
canule de Reybard; il retira ainsi 3,450 gr. de liquide. Une injection fut poussée dans la canule avec le liquide suivant :

Eau distillée 430 gr., alcool 150 gr., iodure de potassium 15 gr.
On injecta 250 gr. de liquide, dont la moitié fut extraite au bout
de quelques minutes; la canule fut retirée et la piqûre recouverte
d'un morceau de diachylon. Quelques phénomènes d'iodisme se
produisirent dans les heures suivantes. Immédiatement après cette
intervention, le cœur auparavant dévié revint vers la ligne médiane.
La matité diminua d'étendue de haut en bas. Le pouls prit
une accélération considérable pendant plusieurs jours, 120, 130,
puis 90, 80 pulsations. La respiration garda son rythme normal.

Au bout de 20 jours, la saillie du thorax était diminuée d'une
manière très notable et la matité était descendue peu à peu.

Le malade sortait de l'hôpital 35 jours après l'intervention et
reprenait sa vie ordinaire.

Examiné de nouveau onze mois plus tard, il fut trouvé complètement guéri. Il restait à peine quelques traces de la matité thoracique et de la déformation à la vue, le foie ne dépassait plus les
fausses côtes en bas.

Ce succès peu ordinaire de la méthode des injections ouvrait la
voie au traitement des kystes hydatiques du thorax. Monod avait
d'ailleurs appliqué à la collection thoracique l'une des méthodes
alors en usage pour traiter les kystes du foie, faisant saillie du côté
de l'abdomen.

M. Millard (1) a rapporté la remarquable observation d'un kyste
hydatique de la face convexe du foie qui avait donné lieu à de
grandes difficultés de diagnostic. La guérison fut obtenue à la
suite d'une seule ponction aspiratrice et confirmée au bout de
sept mois.

Il est intéressant de rappeler ces résultats heureux de la ponction. Mais il sont loin d'être constants : on est obligé d'intervenir
par l'ouverture chirurgicale directe, dernière ressource capable de
sauver le malade.

Or, au point de vue opératoire, nous distinguerons deux variétés
de kystes sus-hépatiques : 1° les kystes sus-hépatiques postérieurs ; 2° les kystes sus-hépatiques antérieurs, et nous examinerons ces deux variétés l'une après l'autre.

(1) MILLARD. *Bull. de la Soc. méd. des hôp*, 1886, p. 446.

Kystes sus-hépatiques postérieurs.

Ces kystes peuvent se présenter dans trois conditions différentes. Ils peuvent être : 1° sous-jacents au diaphragme, ce muscle, resté intact, formant une cloison entre le foie et la plèvre ; 2° rompus dans la plèvre, après perforation du diaphragme ; 3° développés dans l'épaisseur du poumon avec ou sans ouverture dans les bronches, la plèvre ayant été préservée par des adhérences inflammatoires.

M. Chauvel (1) eut, en 1880, l'occasion de traiter un kyste hydatique du foie saillant en arrière et en haut ; voici le fait :

Obs. (résumée.) — Après avoir pratiqué une ponction exploratrice qui démontrait l'existence d'un kyste suppuré du foie, M. Chauvel se décida à faire l'ouverture. Le 1er décembre 1880, il exécuta le premier temps de la méthode de Wolkmann.

Un incision fut faite sur la partie saillante de la tumeur en avant jusqu'au péritoine ; un pansement fut appliqué sur la plaie et on attendit pendant cinq jours que les adhérences eussent le temps de se former. Avant de pratiquer l'incision du deuxième temps, une ponction exploratrice faite dans la plaie montra que le kyste était profondément situé dans l'épaisseur du foie. M. Chauvel renonça à poursuivre l'ouverture par cette voie.

Le 8 janvier suivant, une ponction faite dans le 8e espace intercostal, sur la ligne axillaire, démontre que la collection siège à ce niveau à une profondeur de trois centimètres seulement. Quinze jours plus tard une ouverture fut faite dans le 8e espace intercostal avec le thermo-cautère. La cavité fut vidée et lavée. Le malade guérit rapidement.

M. Chauvel conclut de ce fait qu'on ne doit tenter une ouverture directe par l'incision ou par toute autre méthode qu'après s'être rendu compte de la profondeur à laquelle se trouve le liquide à évacuer. Il renonce à inciser une épaisseur de tissu hépatique de 3 ou 4 cent. Cette difficulté n'a pas arrêté d'autres chirurgiens. Quant à l'emploi du thermo-cautère au lieu du bistouri, la pratique de M. Chauvel n'a pas été imitée : les avantages en sont problématiques alors même qu'on opère par la paroi thoracique.

L'observation de Chauvel était cependant importante à rappeler. Ce chirurgien n'a pas hésité à traverser la paroi thoracique pour arriver au kyste du foie par le plus court chemin. Cette pratique

(1) Chauvel. *Bull. et Mém. de la Soc. de chir.*, 1881, p. 249.

était une innovation au moins en France. Toutefois aucune difficulté opératoire spéciale n'était à surmonter : il n'y eut pas à se
préoccuper de la plèvre saine ; on arriva directement sur le kyste.

Il en est de même à plus forte raison lorsque le kyste est ouvert
dans la plèvre. Dans ce dernier cas, la pleurotomie est formellement
indiquée. Monneret rapporte l'observation d'un malade atteint d'un
kyste hydatique du foie, qui formait, au moment de l'entrée à l'hôpital, une voussure considérable sur laquelle la percussion donnait
un son mat sur une hauteur de 25 cent. Au bout de quelques jours,
Monneret (1) reconnut qu'un épanchement occupait en arrière toute
la hauteur de la plèvre empêchant d'entendre aucun bruit respira-
toire. Il retira par la thoracentèse quatre verres de pus. Le malade
soulagé passagèrement ne tarda pas à succomber aux suites d'un
phlegmon diffus de la hanche. A l'autopsie, on reconnut un kyste
sous-diaphragmatique ne pénétrant pas dans le foie, mais ouvert
dans la plèvre. Un autre kyste indépendant occupait l'épaisseur du
poumon. Ce fait est de nature à montrer d'une part les difficultés
du diagnostic et d'autre part l'insuffisance de la thoracentèse
comme méthode de traitement.

M. Moutard-Martin (2) a publié en 1873, trois observations de
kystes hydatiques du foie rompus dans la plèvre et traités par la
pleurotomie. Les trois malades guérirent des suites de l'opération
et de leur kyste. Ces cas sont les premiers en date. Moutard-Martin
avait appliqué aux hydatides de la plèvre le traitement rationnel de
la pleurésie purulente.

Israël (3) traita, en 1874, un malade chez lequel les accidents
rappelaient ceux des cas observés par M. Moutard-Martin.

Obs. Israel (résumée). — *Echinocoque du foie et de la plèvre.*
Simon Pittschrauer, 33 ans, portait depuis 1871 un kyste hydatique du foie. En août 1874, ce kyste se rompt spontanément dans la
plèvre. Entrée à l'hôpital au mois de décembre 1874.

Huit ponctions sont pratiquées en deux mois, mais le liquide continue à se reproduire. Dans le produit de ponction, on trouve des
crochets et des débris d'hydatides.

Février 1875. Incision dans le 6e espace intercostal sur la ligne
axillaire, ouverture de la plèvre. Il sort une grande quantité de pus
et d'échinocoques. Une canule en argent est mise dans la plaie. Injection de chlorure de sodium en solution. Au bout de 8 mois, le malade
est guéri ; il reste une fistule thoracique. Un an plus tard, la fistule
se ferme ; le côté correspondant du thorax est rétracté.

(1) Monneret. *Rev. méd. chir.*, 1852, t. XVI, p. 257.
(2) Moutard-Martin. *Union médicale*, 1873, p. 887.
(3) Israel. *Arch. de Langenbeck*, 1877.

Cette opération d'Israël n'est autre qu'une pleurotomie telle qu'il est de règle de la pratiquer dans les épanchements purulents de la plèvre. La paroi thoracique incisée, le chirurgien arrive directement sur la collection liquide, que ce soit la plèvre (Moutard-Martin, Israël), ou bien un kyste intra-hépatique (Chauvel). Il en est de même encore dans le cas suivant de Spircharny (1).

Obs. (résumée). — Un kyste à échinocoque du foie, ouvert dans les bronches, faisait saillie du côté de la paroi thoracique en arrière. Le chirurgien disséqua et releva sur la poitrine un lambeau en U ; réséqua la 6e côte, puis incisant couche par couche, il arriva directement sur le kyste. Il fit une injection avec la solution de sublimé et la plaie fut pansée avec la gaze iodoformée. Aucun accident fébrile ne survint les jours suivants. Le pansement est renouvelé sept fois pendant les quatre premières semaines et au bout de six semaines la guérison était obtenue.

L'opération prend une gravité toute différente quand il faut traverser la plèvre, libre d'adhérences, avant de rencontrer le kyste du foie.

Tel est le cas suivant :

Obs. (résumée). — Bulau. *Deuts. med. Wochenschrift,* 1885, n° 6, et *Centralblalt,* 1885, n° 25.

Kyste hydatique du foie saillant en arrière. L'opérateur réséque la 10e et la 11e côtes, ouvre la plèvre qui contient un liquide citrin ; le poumon se rétracte. Section du diaphragme. Issue du liquide, kyste purulent. Lavage, drainage, pansement avec la gaze au sublimé ; mort rapide.

Pour ces cas où les adhérences pleurales manquent, Israël propose d'opérer en trois temps. Voici la méthode suivie par ce chirurgien (2) : Premier temps : Résection de deux centimètres de 6e côte sur la ligne axillaire, ouverture de la plèvre, pansement antiseptique de Lister. Deuxième temps : huit jours après, les adhérences de la plèvre étant formées, ouverture du diaphragme, nouveau pansement de Lister. Troisième temps : neuf jours plus tard, le péritoine devenu adhérent, un canal isolé, conduit de l'extérieur à la surface du foie ; l'ouverture du kyste est alors exécutée.

Genzner (3) fait au contraire l'opération en une seule séance :

(1) Spircharny. *Centralblatt f. chir.,* 1885, n° 41.
(2) Puky. *Arch. dé Langenbeck,* 1885, t. 31, p. 202.
(3) Puky. *Ibid.*

incision pariétale, diaphragmatique et hépatique, comme Bülau, cité précédemment.

L'ouverture d'un kyste hépatique dans les bronches peut amener la guérison par une série de vomiques qui évacuent le contenu en faisant traverser au malade des accidents plus ou moins dangereux. Sur 144 cas de kystes hydatiques de la plèvre et du poumon, réunis par Hearn (1), 45 fois la guérison survint par expectoration du liquide et des hydatides. Ce mode de guérison est donc l'un des plus fréquents pour des kystes hydatiques du thorax. Mais cette terminaison heureuse est loin d'être la règle et il est indiqué d'intervenir chirurgicalement si une ponction révèle la présence d'une cavité thoracique. Un des malades que Moutard-Martin guérit par la pleurotomie, avait eu des vomiques répétées. Le succès fut obtenu malgré un état général grave.

Bouilly (2) a communiqué à la Société de chirurgie une observation plus complexe de kyste hydatique du thorax. Ce kyste était intra-pulmonaire et il fut nécessaire d'inciser une couche de tissu pulmonaire.

Obs. Bouilly. Analyse in *Semaine méd.*, 1886, p. 301. — Un homme de 46 ans eut en 1876 une vomique pulmonaire consécutive à un kyste hydatique du poumon. Après cette évacuation, le malade se trouva soulagé, mais la cavité ne se comblant pas, il en résulta une volumineuse caverne qui devint le siège d'une suppuration abondante. La poche se vidait mal, cette suppuration avait une odeur particulièrement infecte qui remplissait littéralement les salles dans lesquelles le malade se trouvait. En outre le malade était atteint d'une dyspnée intense, de quintes de toux graves et enfin depuis ces derniers temps, l'état général du malade s'était sensiblement aggravé. C'est dans ces conditions qu'on lui proposa l'opération suivante.

Après avoir reconnu le siège exact de la caverne pulmonaire et s'être assuré qu'il n'y avait pas de tuberculose, on fit, le 3 juillet dernier, un vaste lambeau cutané en U à base supérieure. La peau décollée, les fibres du grand et du petit pectoral furent coupées transversalement et les deux chefs repoussés de chaque côté de façon à mettre à découvert les 4e et 5e côtes qui furent réséquées.

Il résulta de ce premier temps une fenêtre au niveau de laquelle on fit pénétrer un trocart destiné à établir d'une manière exacte le siège de la caverne. Lorsque le trocart fut enfoncé dans cette caverne, on s'en servit comme instrument conducteur pour inciser longitudinalement d'abord puis verticalement les tissus, plèvre et poumon, jusqu'à la cavité qui fut ainsi largement ouverte. Il fallut sectionner

(1) Hearn. Th. de Paris, 1875.
(2) Bouilly. *Bull. et Mém. de la Soc. de chirurgie*, 21 juillet 1886.

environ un centimètre de tissu pulmonaire carnifié. A ce moment,
un écoulement sanguin assez abondant s'étant produit et une certaine quantité de ce sang ayant pénétré dans les bronches, le malade
éprouva quelques symptômes d'asphyxie, auxquels on remédia en
bourrant la poche avec de la gaze iodoformée. Aucun lavage ne fut
fait dans la crainte d'augmenter l'hémorrhagie. La plaie fut laissée
largement béante et un pansement fut appliqué extérieurement.

Le lendemain le malade avait une légère hémiplégie droite qui
disparut rapidement. Les quintes de toux, l'odeur disparurent immédiatement et, quant à la poche, elle revint peu à peu sur elle-même
et aujourd'hui elle est presque complètement guérie.

Bien qu'il ne soit pas démontré que, dans ce cas, le kyste pulmonaire ait eu son origine dans le foie, cependant l'opération de
M. Bouilly est celle qui conviendrait à un kyste hépatique ayant
envahi secondairement le poumon, et y formant une collection
menaçant la vie du malade. M. Bouilly a rappelé que M. Moutard-
Martin lui avait dit avoir de son côté, sans le vouloir il est vrai,
pratiqué une fois la pneumotomie (1).

M. P. Reclus, qui a eu l'occasion de faire aussi une opération
analogue à celle de Bouilly, insiste sur ce fait que nous avons
déjà mis en relief, à savoir qu'il est difficile d'établir exactement
l'origine d'un kyste hydatique développé principalement dans le
poumon. Un kyste, né dans le foie et développé vers le thorax,
ressemble à s'y méprendre à un kyste primitif du poumon,
surtout si le foie n'est pas développé vers l'abdomen. M. Reclus
rappelle, comme exemple de cette difficulté de diagnostic, le cas
d'une jeune fille chez laquelle une ponction avait révélé l'existence d'un kyste hydatique de la poitrine, lequel kyste s'était
vidé par une vomique. A cause de certains accidents consécutifs
graves, M. Reclus fit d'abord l'opération de l'empyème, et comme
l'écoulement du contenu kystique était insuffisant, il ouvrit largement la poche par une deuxième incision après avoir réséqué la
12e côte. Pendant l'opération, il fut aisé de reconnaître que le
kyste du poumon avait son origine dans le foie et que le poumon n'avait été envahi que secondairement. Les suites de l'opération furent simples, la malade guérit.

Il est à peine besoin d'ajouter qu'un kyste saillant du côté du
thorax et même ouvert dans les bronches doit être incisé du côté
de l'abdomen lorsqu'il peut être atteint par cette voie. C'est ce
qu'a fait Segond (2), chez un malade qui avait rendu des hydatides

(1) *Bull. et Mém. Société de chirurgie.* Séance du 28 juillet 1886.
(2) Segond. *Gazette hebdomadaire,* 1886.

par les bronches ; c'est aussi ce qu'a fait Landau (1) dans quatre
cas communiqués à la Société de médecine de Berlin. Ces faits
rentrent dans la classe commune des kystes saillants du côté de
l'abdomen. Leur développement simultané du côté du thorax n'a-
joute pas d'indication particulière.

L'examen des faits connus permet déjà de tracer en grande partie le plan opératoire qui convient aux kystes hydatiques du foie
développés en haut et en arrière.

La ponction exploratrice est indispensable pour éclairer le diagnostic du kyste dans certains cas ; elle sert en outre à déterminer
la nature du liquide, et l'épaisseur des tissus qu'on doit traverser.

Si le kyste est ouvert dans la plèvre, on doit sans hésiter faire
une large pleurotomie complétée au besoin par la résection d'une
côte comme s'il s'agissait d'une pleurésie purulente d'une autre origine. On cherchera ensuite l'orifice de communication avec le foie
et au besoin on pourra l'élargir.

Lorsque la tumeur est manifestement intrahépatique et qu'aucun
signe n'indique la perforation du diaphragme, le procédé opératoire
de choix est encore l'incision directe. Sans doute on pourrait dans
certains cas discuter l'emploi du gros trocart suivant la méthode de
Boinet-Verneuil, comme pour les kystes antérieurs. Mais cette me-
thode prêterait ici aux objections soulevées précédemment. Il vaut
mieux opérer à découvert que d'abandonner à l'action d'un instrument aveugle le soin de produire les adhérences nécessaires. Lorsqu'on a tous les détails de la plaie sous les yeux, on est à même de
subvenir à chaque difficulté et de lui opposer les moyens les plus
convenables en modifiant\le mode opératoire selon les circonstances. M. Chauvel fut conduit directement sur le foie sans se préoccuper de la plèvre. Il peut en être ainsi dans un certain nombre de
cas. Le diaphragme soulevé par la tumeur s'est mis en contact di-
rect avec la paroi costale. La cavité pleurale même peut avoir disparu par la formation d'adhérences.

Si la plèvre est libre, on a le choix de l'ouverture en un ou en deux
temps. Il paraît difficile de se prononcer d'une manière absolue sur
les avantages de l'un ou de l'autre procédé. L'incision en un temps
est toutefois formellement indiquée lorsqu'après l'incision de la
plèvre pariétale, la surface du diaphragme se présente immédiatement sans intervalle libre. Un certain nombre de sutures peuvent
être appliquées de manière à préserver la cavité pleurale.

L'hésitation est au contraire permise si l'adhésion entre les sur-

(1) LANDAU. *Société de médecine de Berlin*, 1er novembre 1886.

faces costales et diaphragmatiques ne se fait pas d'elle-même. La plèvre est plus difficile à sauvegarder, et c'est alors que l'on peut être amené à retarder l'incision du kyste jusqu'à ce qu'on ait déterminé les adhérences nécessaires pour éviter l'épanchement du contenu kystique dans cette séreuse.

Enfin les observations de Bouilly, de Reclus montrent que, la présence d'une collection intra-thoracique étant démontrée à une certaine profondeur, on peut traverser avant de l'atteindre une couche assez épaisse de tissu pulmonaire, en prenant des précautions attentives contre l'hémorrhagie et contre les accidents respiratoires.

Kystes sus-hépatiques antérieurs.

Un kyste hépatique supérieur peut, au lieu de se porter en haut et en arrière de manière à simuler une pleurésie, se porter en haut et en avant, laisser en arrière une portion du cul-de-sac pleural pour le jeu du poumon et soulever antérieurement les fausses côtes. On ne peut pas toujours en pareil cas aborder facilement la collection par les procédés ordinaires applicables aux kystes antéro-inférieurs. On est obligé d'aller la chercher en avant au-dessous des fausses côtes. De là des indications nouvelles.

Une observation du Heusner (1) est déjà de quelque intérêt à ce sujet.

Sur un cordonnier de 31 ans, on applique la méthode Volkmann pour ouvrir un kyste hydatique du foie saillant en avant à l'hypochondre. L'incision du péritoine est faite 11 jours après celle du péritoine. Les drains ayant été enlevés trop tôt, on est obligé de rélargir la fistule. Mais l'écoulement continue à se faire mal et une nouvelle opération est décidée. Cette fois on aborde la collection sur la paroi thoracique par une nouvelle ouverture indépendante de la première, en réséquant la 9e côte. De cette manière on donne une libre issue au pus et aux échinocoques qui remplissent encore la cavité. Six jours plus tard, on résèque un nouveau fragment de la 9e côte pour ouvrir la plèvre.

Au moment où l'observation est publiée, le malade est en bonne voie de guérison.

Il s'agissait évidemment là d'un kyste supérieur, développé principalement vers le thorax, sous les fausses côtes, mais ce kyste était

(1) *Deutsch. med. Wochenschrift*, 1884, n° 19, p. 799.

encore abordable par la paroi abdominale, puisque la première ouverture fut faite au-dessous du rebord costal. L'opération faite secondairement paraît toutefois montrer qu'il eût été avantageux d'opérer dès l'abord à travers la paroi thoracique inférieure.

Il peut arriver qu'un kyste soit complètement caché par les fausses côtes et qu'on ne puisse l'aborder par une incision faite sur la paroi abdominale au-dessous du thorax. M. Lannelongue nous a montré l'opération qui convient en pareil cas (1).

Ayant à ouvrir une collection purulente, un abcès tuberculeux, sus-hépatique situé sous la paroi thoracique antéro-inférieure, il n'hésita pas à découvrir les côtes inférieures sixième et septième, en disséquant un lambeau en U à convexité inférieure, et à réséquer ces deux côtes sur une étendue de plusieurs centimètres. La collection devenue superficielle, recouverte seulement par une couche musculaire, fut largement ouverte. Cette intervention hardie eut les suites les plus favorables ; malgré un état général grave, lié à l'existence de cet abcès profond, le malade guérit rapidement.

Une disposition anatomique particulière, mise en lumière par M. Lannelongue, permet de faire cette résection de la partie antérieure des deux premières fausses côtes sans ouvrir la plèvre. On trouve en effet au-dessous des ces côtes en avant une couche musculaire, le diaphragme, remontant à une hauteur de 5 à 6 centim. au-dessus du rebord inférieur du thorax. On sépare aisément et sûrement par dissection la couche musculaire du plan costal en rasant celui-ci de près.

Cette opération, telle que M. Lannelongue l'a pratiquée pour un abcès tuberculeux sus-hépatique, est tout aussi bien applicable à l'ouverture d'un kyste hydatique occupant le même siège.

(1) LANNELONGUE. *Congrès français de chirurgie*, 1888.

Kystes ouverts à la paroi abdominale.

Les kystes ouverts spontanément à la paroi abdominale antérieure, se présentent avec les conditions physiques les plus favorables à la guérison. La voie est ouverte à l'écoulement des liquides et la guérison survient souvent sans aucune intervention. Davaine cite sept observations de guérison par ce processus et deux morts. Mais la guérison quand elle s'est effectuée a souvent demandé un temps considérable, six ans dans un cas de Guattani, d'autres fois plusieurs mois, quelques années. C'est que l'ouverture est d'une part trop étroite et insuffisante, et d'autre part mal placée, tortueuse, irrégulière, en communication avec des clapiers souscutanés ou profonds.

Nous avons eu le bonheur de rencontrer cette année dans le service de M. le Prof. Le Fort, notre maître, un cas dans lequel un kyste du foie ouvert spontanément de la sorte d'une manière insuffisante et dans lequel l'intervention était indispensable.

OBS. PERSONNELLE. — *Kyste hydatique du foie ouvert spontanément à la paroi abdominale antérieure.*

R., Victoria, 38 ans, journalière, entre à l'hôpital Necker, service de M. le Prof. Le Fort, suppléé par M. le Dr Segond, le 8 octobre 1886, salle Ste-Marie, n° 7.

Trois grossesses : pendant la seconde, la malade éprouve quelques douleurs dans le côté gauche. Au commencement de la troisième, les douleurs se reproduisent. Il existait déjà depuis quelque temps, au dire de la malade, dans le flanc gauche une grosseur qui aurait alors augmenté. Cette troisième grossesse se termina par un accouchement prématuré à 8 mois, à la suite d'une chute dans un champ.

La tumeur persiste sans se développer notablement, elle avait alors le volume du poing et n'était nullement douloureuse.

Il y a trois ans la malade reçut un coup de brancard dans le côté gauche de l'abdomen, au niveau de la tumeur. Depuis lors les douleurs sont plus vives.

Il y a dix jours enfin, sans douleur appréciable, la paroi abdominale se soulève au niveau du flanc, rougit, se tuméfie ; un médecin ordonne une pommade.

Le 6 octobre, la tumeur s'ouvre et laisse écouler une grande quantité de liquide purulent mêlé à des masses membraneuses, tout à fait semblables à celles que la malade a rendues depuis dans le service.

La malade entre alors à l'hôpital.

On trouve, dans le flanc gauche au-dessus et en dehors de l'ombilic, un orifice de la largeur d'une pièce de un franc ; à bord déchiqueté, violacé, se continuant tout autour par une teinte rougeâtre. Il en sort un peu de pus et un liquide épais, filant, comme albumineux. Au-dessous et tout alentour, dans un rayon de 10 centimètres environ, on sent une masse indurée faisant corps, semble-t-il, avec la paroi abdominale se déplaçant avec elle et qui donne les sensations d'un gâteau aplati contenu dans l'épaisseur de la paroi et adhérent à la peau. En haut la plaque d'induration se termine sous le rebord costal, mais, en dedans et en haut, elle empiète un peu sur l'épigastre, et paraît finir là ; du moins le palper ne permet pas de sentir un point de communication avec le foie. Le foie ne déborde pas les fausses côtes.

On émet tout d'abord l'hypothèse soit d'une gomme ulcérée (mais la malade n'a aucun antécédent de syphilis), soit plutôt d'un abcès froid ayant son point de départ dans une des côtes inférieures gauches.

Le 10. La malade a expulsé dans la journée par sa plaie, une membrane de la largeur de toute la main, jaunâtre, stratifiée assez nettement sur sa tranche et qui se reconnaît à première vue pour une membrane hydatique. Les paquets, qui sortaient de la tumeur au moment où elle s'ouvrit, avaient absolument le même aspect d'après la malade.

Le 11. Il sort de la plaie par une légère compression un liquide jaune brunâtre, bilieux. Injection phéniquée dans la poche.

M. Segond plonge son doigt à travers l'orifice cutané et constate l'existence d'une large poche sous-cutanée, qu'il croit en communication, par un orifice en bouton de chemise avec un diverticulum plus profond. On se dispose à intervenir le lendemain en fendant d'abord la poche superficielle.

Le 12. La malade a ses règles ; l'opération est remise.

Opération, le 16 octobre 1886. — La malade étant endormie. M. Segond explore avec le doigt le trajet sans pénétrer plus loin que la région sous-cutanée. Une incision de la peau et du tissu cellulaire ouvrent largement le clapier superficiel. Cette incision, en étoile à trois rayons, poursuit le décollement jusqu'à ses extrémités et découvre l'orifice profond placé en haut, près du rebord des fausses côtes sur le bord externe du muscle droit. Cet orifice laisse difficilement passer le doigt, M. Segond en profite pour explorer la cavité profonde avec l'index, puis, avec ce doigt soulevant la paroi antérieure du kyste et la paroi abdominale qui est au devant, il incise couche par couche de la surface vers la profondeur. Cette section comprend le muscle droit du côté gauche à peu près tout entier. La cavité péritonéale est fermée par des adhérences. On obtient par cette incision une très large ouverture par laquelle il est facile de vider et de nettoyer complètement la cavité intrahépatique. L'exploration du doigt atteint toutes les limites du kyste, ce qui indique que son volume n'est pas très considérable. En bas la paroi du kyste paraît très mince, elle donne la sensation d'une masse molle et dépressible, due au soulèvement que lui imprime la masse intestinale. Si on pensait à faire la décortication de la membrane hydatique comme l'a fait M. Monod pour un kyste intrahépatique, on serait arrêté par le danger qu'il y aurait d'ouvrir le péritoine. Le kyste est lavé abondamment avec la solution faible d'acide phénique. Le clapier superficiel est gratté à la curette, les extrémités de l'incision cutanée sont suturées. Le pourtour de l'ouverture spontanée superficielle qui ne correspondait pas au trajet profond est avivé puis suturé. Deux gros drains sont placés dans le kyste et surtout à l'intérieur; un autre superficiel s'ouvre à la partie déclive du clapier sous-cutané.

Un pansement à la gaze iodoformée sur la plaie et à la gaze phéniquée plus superficiellement est appliqué et maintenu par un bandage.

Aucun incident le soir, ni le lendemain.

Le 18. Le premier pansement est renouvelé. Il s'écoule de la plaie une quantité relativement peu abondante de pus bilieux. Lavage phéniqué.

Le 24. Les fils des sutures superficiels sont enlevés. La suppuration est assez peu abondante, l'ouverture reste largement ouverte.

Le 26. Les derniers fils sont enlevés, de même que le drain du trajet superficiel. L'état général est excellent. La plaie superficielle est entièrement réunie superficiellement et en partie profondément. La malade sort de l'hôpital.

Elle se présente de nouveau dans le service quelques semaines plus tard, complètement guérie.

TABLE DES MATIÈRES

                                                                    Pages.

INTRODUCTION.   5

DES PROCÉDÉS OPÉRATOIRES APPLICABLES AUX KYSTES HYDATIQUES
DU FOIE SAILLANTS SOUS LA PAROI ABDOMINALE.   9

  I. *De l'ouverture par les caustiques. — Procédé de Récamier.*   9

    Modifications apportées au procédé de Récamier. 12

  II. *De la ponction.* 15

    Manuel opératoire de la ponction exploratrice. 15

    Ponction simple. 16

    Ponction aspiratrice. 19

    Accidents consécutifs à la ponction. 23

    Suppuration du kyste. 24

    Complications péritonéales. 25

    Urticaire. 26

    Péritonite. 27

    Généralisation des hydatides. 30

    Ponctions accompagnées d'injection. 31

  III. *Du drainage par la sonde à demeure.* 33

  IV. *De l'incision.* 40

    Période ancienne. 40

    Période moderne. 43

    Incision en deux temps. 43

    Incision en un temps (kystotomie). 46

    Incision en un temps suivie d'extirpation (kystectomie). . . . 59

    Résumé. 64

    Comparaison des procédés d'incision. 69

    Marche à suivre dans le procédé général de l'incision. 70

    Du choix entre les divers procédés opératoires. 71

PROCÉDÉS OPÉRATOIRES APPLICABLES AUX KYSTES DÉVELOPPÉS VERS
LE THORAX 74

    Kystes sus-hépatiques postérieurs. 74

    Kystes sus-hépatiques antérieurs. 82

KYSTES OUVERTS A LA PAROI ABDOMINALE. 84

IMPRIMERIE LEMALE ET Cie, HAVRE

www.ingramcontent.com/pod-product-compliance
Ingram Content Group UK Ltd.
Pitfield, Milton Keynes, MK11 3LW, UK
UKHW021431090726
13657UKWH00003B/1021